Doris Hofer

Die Squatgirl Methode

Genussvolle Rezepte & einfache Übungen für zu Hause

Mit Beilage: Wochen-Trainingsplan

Weltbild

Inhalt

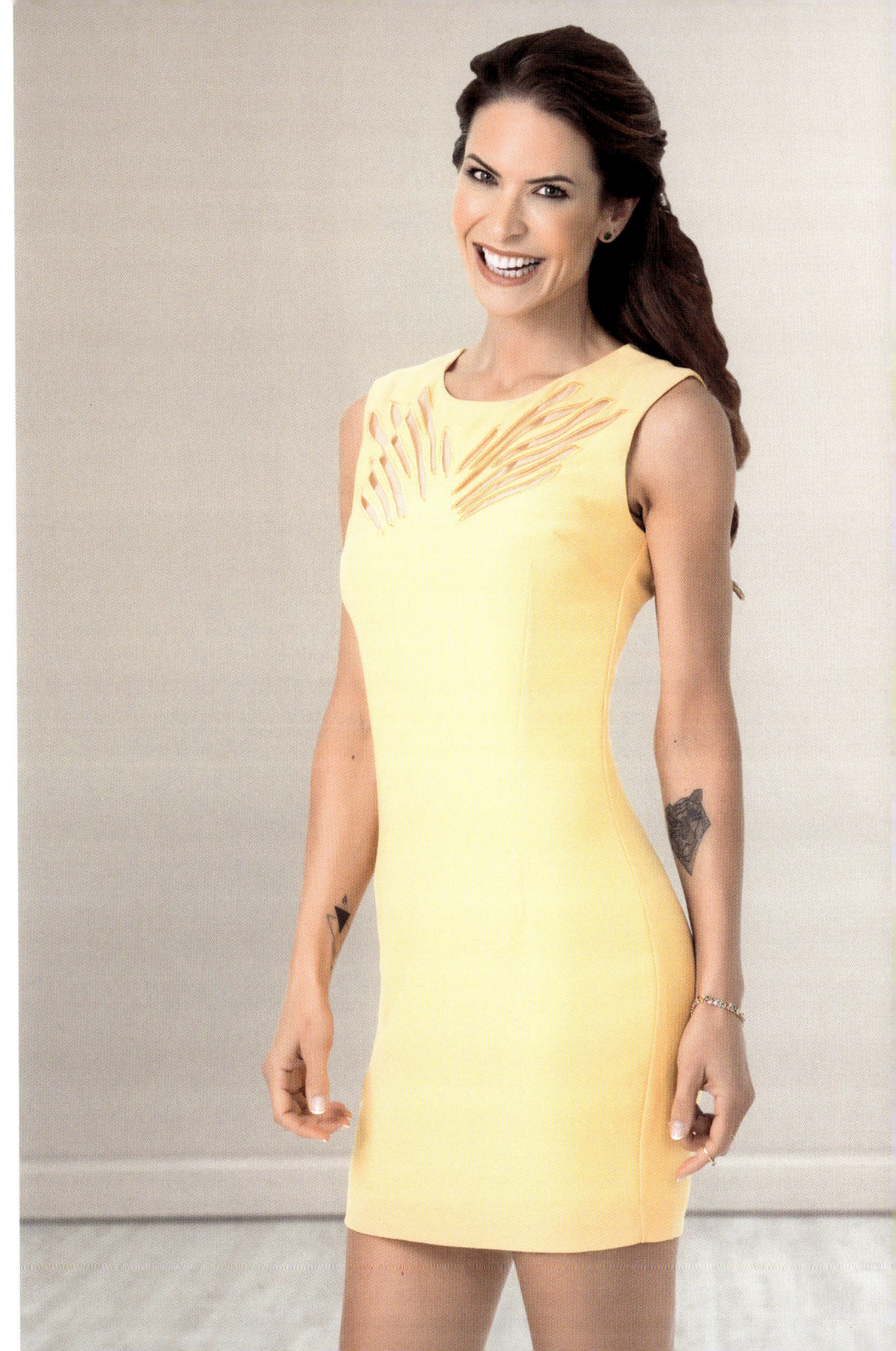

Vorwort

Als ich in meiner neuen Heimat, der Türkei, unter dem Namen Squatgirl langsam bekannt wurde, gab es ein paar bissige Kommentare: »Hah, du bist doch kein Squatgirl, du hast ja gar keinen Hintern!« Ich hatte den Namen Squatgirl aus dem einfachen Grund gewählt, weil die Kniebeuge meine Lieblingsübung ist. Die Hocke ist nämlich eine grandiose Übung, bei der gleichzeitig Po, Oberschenkel, Hüften, Waden und Rumpf trainiert werden. Ich verspreche niemandem einen großen oder kleinen Hintern, aber mit der Kniebeuge wird jeder Hintern runder und fester.

Mittlerweile gibt es 100.000 Menschen, die meine Squatgirl-Methode mit Erfolg anwenden. Einige haben nur zwei, drei Kilo abgenommen, aber dafür Muskeln aufgebaut, andere haben 20 bis 30 Kilo abgenommen und fühlen sich wie neu geboren. Aber sie alle haben es ohne zu hungern und mit Unterstützung unserer *Squatgirl-Familie* geschafft.

Worum geht es in diesem Buch?

Mit meinen einfachen Rezepten gewöhnen Sie sich daran, viel, aber gesund zu essen. Bewegung gehört fest in unser Konzept, aber bei uns macht das Spaß. Wir gehen nämlich nicht ins Fitness-Studio – wir trainieren bequem zu Hause im Wohnzimmer. Ich mache jede Woche neue Videos, mit denen ich die Übungen zeige und mit Ihnen plaudere. Das fühlt sich dann so an, als ob ich bei Ihnen zu Hause wäre, und dabei vergeht die Zeit wie im Flug. Meine Youtube-Videos finden Sie alle auch in der Squatgirl-App. Der Vorteil dabei ist, dass Sie dort Ihre Trainingspläne als Playlist zusammenstellen können. Außerdem machen wir in der App regelmäßig Live-Sendungen, bei denen Sie mir Fragen stellen können. Aber am tollsten ist unsere Wand, mit der wir Meinungen und Erfahrungen austauschen. Morgens gebe ich meistens ein Thema oder eine Frage vor, die Sie zu einem gesunden Lebensstil anregen soll. Sie können aber auch von sich aus alles, was im Zusammenhang mit Fitness und gesunder Ernährung steht, hochladen: Fotos, Videos und Fragen. Die Mitglieder der *Squatgirl-Familie* werden Ihren Beitrag liken und Kommentare hinterlassen, was Sie bestimmt noch mehr motivieren wird!

Vielleicht fühlen sie sich im Familien- oder Freundeskreis mit Ihren Fitness-Zielen allein. Über die Squatgirl-App werden Sie Teil einer Gemeinschaft von Gleichgesinnten. In der Türkei haben sich übrigens über die App viele echte Freundschaften entwickelt. Wenn ich zu einer Veranstaltung gehe, gebe ich Bescheid, und wir treffen uns alle dort. Ich hoffe, dass wir dasselbe hier machen können, denn ich möchte Sie gern persönlich kennenlernen.

Dieses Buch wird Ihnen helfen, Ihren Lebensstil in zwanzig Schritten umzustellen. Glauben Sie mir: Es ist ganz einfach. Den schwierigsten Teil haben Sie nämlich schon hinter sich: Sie haben die Entscheidung getroffen, fit werden zu wollen. Bevor ich Sie der Lektüre überlasse, möchte ich noch kurz etwas zu den Kalorienangaben im Buch sagen. Wie Sie erfahren werden, bin ich gegen Diäten, die zeitlich befristet sind und zu Hungergefühlen führen. Ich unterstütze dagegen Menschen, die zu einem Ernährungsberater gehen und mit ihm zusammen lernen, gesunde Entscheidungen zu treffen. Ich habe die Nährwerte bei den Rezepten angegeben, damit diejenigen unter Ihnen, die sich an eine gewisse Kalorienanzahl halten sollen, auch nach meinem Buch kochen können.

Liebe Leserin und lieber Leser, jetzt geht's los! Viel Spaß beim Lesen! Wir sehen uns in der App.

Doris Hofer

In 20 Schritten fit, schlank und gesund

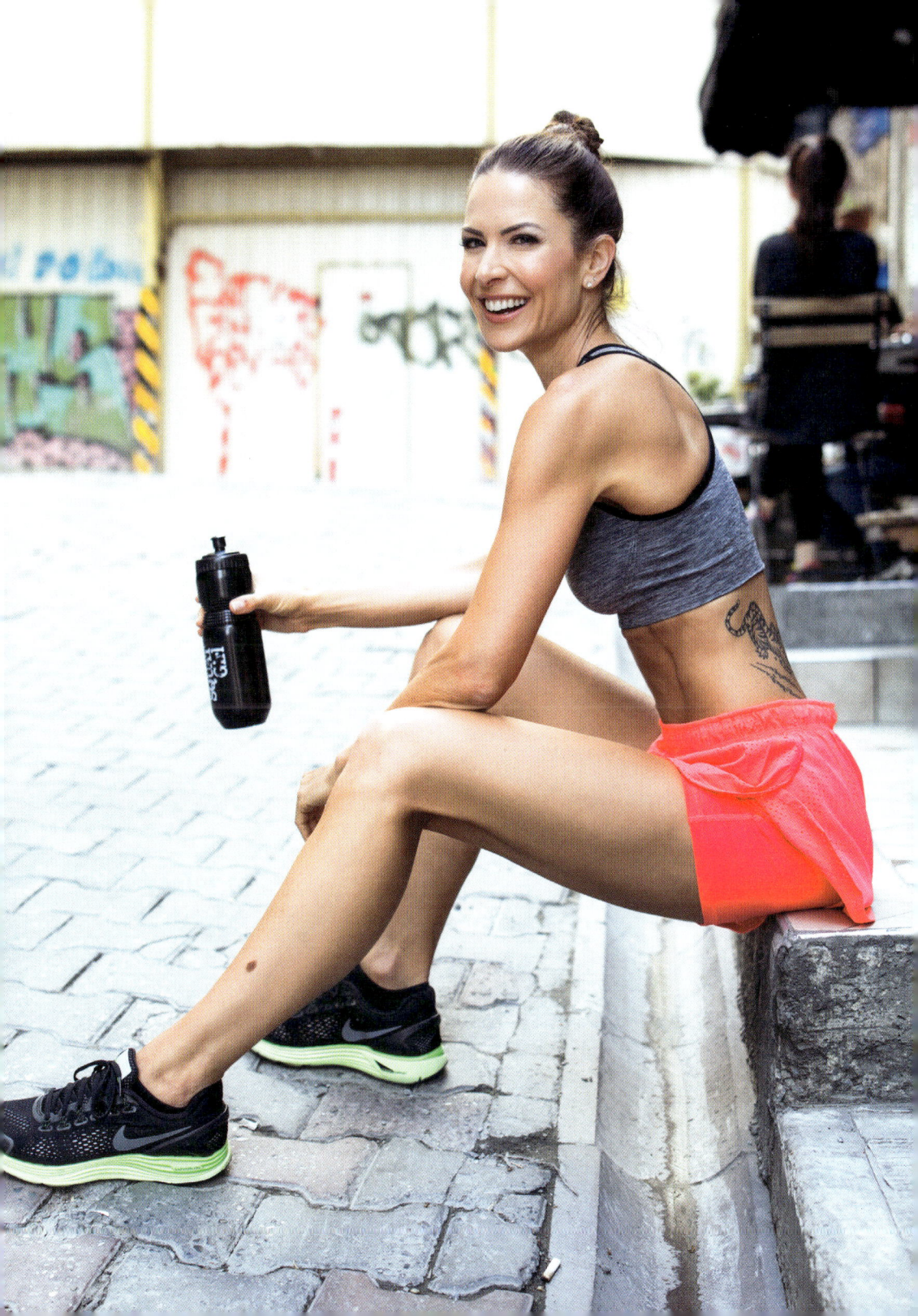

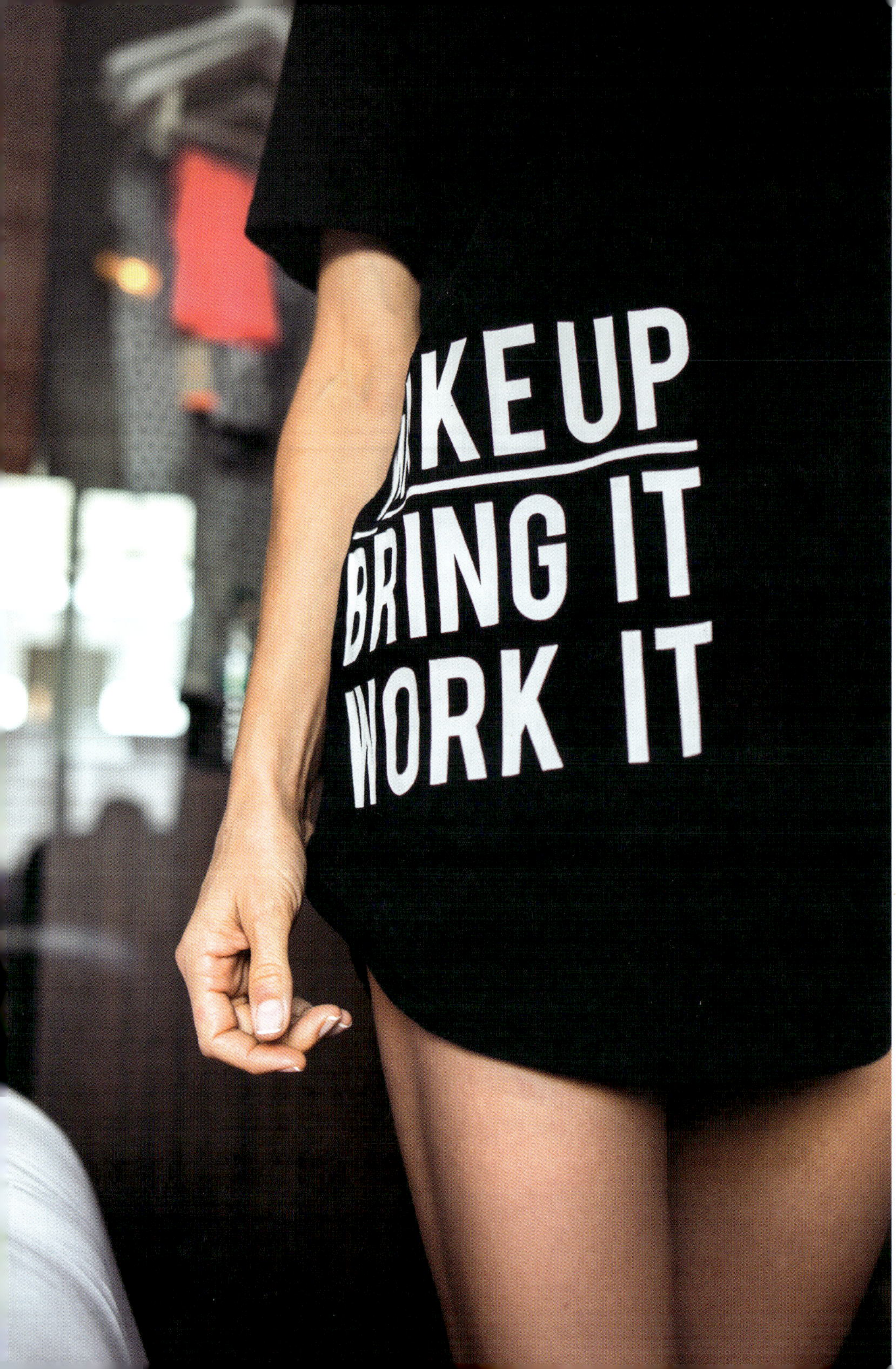

Schritt 1
Ausreichend Schlaf

Ungestörter Schlaf ist Gold wert. Wenn Sie ein Neugeborenes haben und alle zwei Stunden aufstehen, um es zu stillen, werden Sie mir da sicher zustimmen. Meine Kinder Zoe (11 Jahre) und Noah (8 Jahre) schlafen mittlerweile durch, aber es gibt immer wieder einmal Nächte, in denen sie einen Alptraum haben oder die Wasserflasche nicht finden können und meine Nähe brauchen, um wieder einschlafen zu können. Selbst wenn ich nur fünf Minuten an ihrem Bettrand sitze, fühle ich mich am nächsten Morgen schlapp und mag zuweilen nicht einmal trainieren gehen.

Ausreichend Schlaf ist die wichtigste Voraussetzung, um eine *Super-Mami* zu sein. Offensichtlich ist eine gut gelaunte Mami angenehmer als eine, die bei den Hausaufgaben gereizt die Luft durch die Nüstern presst (wie ich zum Beispiel, wenn ich mit Zoe beim Rechnen nicht ausgeruht bin). Aber es gibt zahlreiche andere Gründe, weshalb Sie unbedingt auf sieben Stunden Schlaf kommen sollten.

Schlaf ist die beste Methode, um Stress vorzubeugen

1 Wenig Schlaf lässt Sie alt aussehen: Bei zunehmender Dunkelheit senkt der Körper die Produktion des Stresshormons Cortisol und erhöht jene des Schlafhormons Melatonin. Melatonin hat neben seiner schlaffördernden Funktion die Eigenschaften eines wahren Wundermittels: Es ist das wirkungsvollste Antioxidans. Es schützt uns vor freien Radikalen und hält uns jung. Zudem hält Melatonin DNS und Knochen gesund, reduziert Blutgerinnung und erhöht die Aktivität natürlicher Killerzellen, welche wichtiger Bestandteil unseres Immunsystems sind. Melatonin kurbelt auch die Produktion des wichtigsten Schilddrüsenhormons T3 an und fördert die Zinkverwertung. Es verlangsamt außerdem das Ergrauen der Haare und wirkt vorbeugend gegen Krebs.

2 Unzureichender Schlaf macht dick: Schlaf steuert den Regelkreis von Hunger und Sattsein. Verantwortlich dafür sind unter anderem die Hormone Leptin und Ghrelin. Während Leptin Sättigung vermittelt, steigert Ghrelin als Gegenspieler das Verlangen nach Nahrung. Gestörter oder mangelnder Schlaf kann die Konzentration des Appetitanregers Ghrelin erheblich steigern und die Leptinausschüttung herabsetzen. Studienteilnehmer, die höchstens vier Stunden pro Nacht schliefen, waren mit 73-prozentiger Wahrscheinlichkeit übergewichtiger als jene, die zwischen sieben und neun Stunden schliefen. Fünf Stunden durchschnittlicher Schlaf steigerten das Risiko für Übergewicht um 50 Prozent und sechs Stunden immerhin noch um 23 Prozent. Forscher schließen daraus, dass der Schlaf sich auf das Hormonsystem auswirkt und dieses wiederum Einfluss auf das Stoffwechselgeschehen hat. Viel Schlaf macht nicht unbedingt schlank, aber zu wenig Schlaf kann über eine Leptin-Ghrelin-System-Dysbalance zur Gewichtszunahme führen.*

Ausgeruht kann ich Berge versetzen. Wenn ich eine schlaflose Nacht hinter mir habe, sehe ich hingegen überall Probleme und unfreundliche Gesichter.

* The role of sleep in the regulation of body weight. Published by NCBI

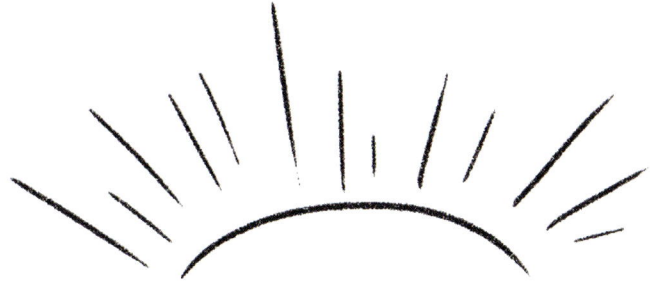

3 Fettpölsterchen durch Schlaflosigkeit: Im Schlaf werden Wachstumshormone in der Hirnanhangsdrüse produziert. Diese Wachstumshormone verbrennen Fett direkt aus den Fettpölsterchen. Tritt ein Wachstumshormonmangel bei Erwachsenen auf, zeigt sich dieser vor allem dadurch, dass die Betroffenen leichter unterzuckert sind, die Menge an Fetten im Blut zunimmt, die Fettmasse am Bauch sich vermehrt und die Muskelmasse abnimmt, sodass Erwachsene an einer zunehmenden Schwäche leiden.

4 Auch wenn Sie wie verrückt trainieren, können Sie nicht Muskeln aufbauen, wenn Sie nicht ausreichend schlafen: Während des Schlafs gibt es zwei Phasen, die sich etwa alle 90 Minuten abwechseln: die Tiefschlafphase und die Traumschlafphase. Während des Traumschlafs, auch bekannt als REM-Phase (*Rapid Eye Movement*), geht es hauptsächlich um die geistige Erholung. Bedeutend für den Muskelaufbau ist aber die Tiefschlafphase. In dieser schüttet der Körper große Mengen an Wachstumshormonen aus, die für die Zellregeneration und das Zellwachstum verantwortlich sind. So werden die durch das Training entstandenen minimalen Verletzungen im Muskelgewebe repariert und der Muskel vergrößert, damit er beim nächsten Training leistungsstärker ist als zuvor.

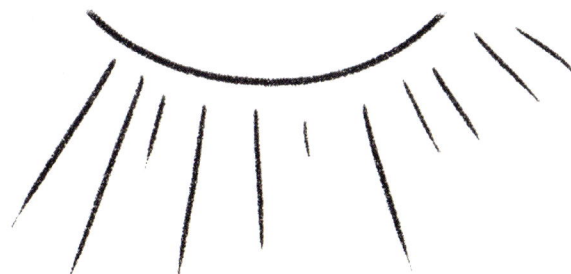

Schritt 2
Schluss mit den Ausreden

**Die häufigste Ausrede, um sich vor dem Sport
zu drücken: *Ich habe keine Zeit.***

Ich bin selbst zweifache Mutter, und seit wir den Straßenhund *Sheila* haben,
habe ich zuweilen das Gefühl, ein drittes Kind im Haus zu haben. Ich weiß,
dass arbeitende Mütter sehr viel um die Ohren haben. Aber wenn Sie in einem
Monat wirklich fit werden wollen, dann müssen Sie dieses *Projekt* zu Ihrer
Priorität machen. Lassen Sie mich Ihnen verraten, wie ich es schaffe, fünfmal
pro Woche eine Stunde zu trainieren:

1 Ich lasse mich nicht mehr überreden, Dinge zu machen, auf die ich keine
Lust habe. Vor ein paar Monaten habe ich mich bereit erklärt, mit 50 kleinen
Jungen eines Fußballclubs ein Training zu machen. Sie waren sehr süß, und es
hat mir Spaß gemacht. Aber jetzt hört der Trainer nicht mehr auf, mich mit
Mails zu bombardieren, ich solle wieder mit ihnen trainieren. Tut mir leid, die
Antwort ist Nein.

2 Ich treffe mich nur noch mit Menschen, die mir guttun. Selbstverständlich
bin ich immer für meine Freundinnen da, wenn es ihnen nicht gut geht. Aber
wenn jemand, wie ein Fotograf, mit dem ich früher zusammengearbeitet habe,
während des ganzen Essens nur über seine Misere reden will, dann bin ich
nach der Verabredung *nudelfertig*. Fragen Sie sich deshalb vor dem Treffen
Folgendes:
- Freuen Sie sich darauf, diese Person zu sehen?
- Bringt es Sie geschäftlich weiter, wenn Sie sich mit ihr treffen?
Wenn Ihre Antwort zweimal Nein lautet, sollten Sie Ihr Date absagen.

3 Ich spare mir die Zeit, die andere im Schönheitssalon verbringen und gehe dafür lieber zum Sport. Meine Freundin *Uli* ist mir böse, weil ich sie nur selten in ihrer VIP-Schönheitsklinik aufsuche, und ich muss zugeben, dass ich nach einer Gesichtsbehandlung bei ihr super aussehe. Aber wenn ich nach dem Sport alle diese Toxine aus dem Körper geschwitzt habe, sehe ich auch gut und vor allem glücklich aus! Maniküre und Pediküre mache ich immer selbst. Wenn ich die Pediküre machen lasse, dann ist sie futsch, noch bevor ich wieder zu Hause bin, weil ich keine Zeit zum Warten hatte und der Lack vielleicht noch nicht ganz trocken war.

Ich treffe mich nur noch mit Menschen, die mir guttun.

4 Ich mache mein Ausdauertraining mit *Sheila*, den Kindern oder meinem Freund. Ich langweile mich auf der Tretmühle echt zu Tode! Da ich sowieso mit dem Hund zweimal pro Tag eine halbe Stunde Laufen gehen muss, mache ich das zügige Laufen mit *Sheila* als Ausdauertraining. Mit den Kindern spielen und rumtollen bringt den Kreislauf auch ganz schön in Schwung, und beim Sex verbrennen Sie nicht nur einen Haufen Kalorien, da haben Sie auch noch eine Menge Spaß dabei!

5 Es kommt vielleicht alle drei Wochen einmal vor, dass ich mir einen Film anschaue. Fernsehen habe ich allerdings grundsätzlich abgeschafft. Ich habe schlichtweg einfach keine Zeit dafür. Wenn ich die Kinder ins Bett gebracht habe, dann wartet noch jede Menge Arbeit auf mich. Laut einer amerikanischen Untersuchung ist Fernsehen die Freizeitangewohnheit, die bei über 15-jährigen mit 2,8 Stunden pro Tag am meisten Zeit in Anspruch nimmt.* Schauen Sie daher weniger fern, und plötzlich werden Sie viel mehr Zeit haben.

* American Time Use Survey. Published by Bureau of Labor Statistics

Ausrede Nummer 2: *Ich bin zu müde.*

1 Da Sie ab jetzt jede Nacht sieben Stunden schlafen, werden Sie vermutlich viel ausgeruhter sein. Es ist aber auch wichtig, herauszufinden, wann für Sie die beste Trainingszeit ist. Ich trainiere zum Beispiel am späten Nachmittag viel besser als am Morgen, wo ich das Gefühl habe, dass mein Körper immer noch schläft. Meistens sitze ich zu meiner Hochleistungszeit mit den Kindern beim Hausaufgaben machen. Aber wenn sie bei ihrem Vater sind, gehe ich am frühen Abend trainieren.

2 Wenn Sie sich trotz ausreichendem Schlaf müde fühlen und Sie nicht an einer Krankheit leiden, liegt dies mit größter Wahrscheinlichkeit an Ihrer Ernährung. Ich fühle mich nach Pizza, Wein und Tiramisu zum Beispiel nicht in der Lage, noch Sport zu treiben. Dagegen bin ich nach einem Haferbrei mit frischen Apfelstücken in Topform.

3 Sport ist ein natürlicher Muntermacher: Durch die Bewegung kommt Ihr Kreislauf in Schwung, und Ihr Körper nimmt mehr Sauerstoff auf. Zusammen mit der Ausschüttung der Glückshormone Endorphin, Dopamin und Serotonin werden Sie den Sportclub nach dem Training mit einem wahren Hochgefühl verlassen. Also unbedingt trainieren gehen, wenn Sie müde sind und wach werden wollen!

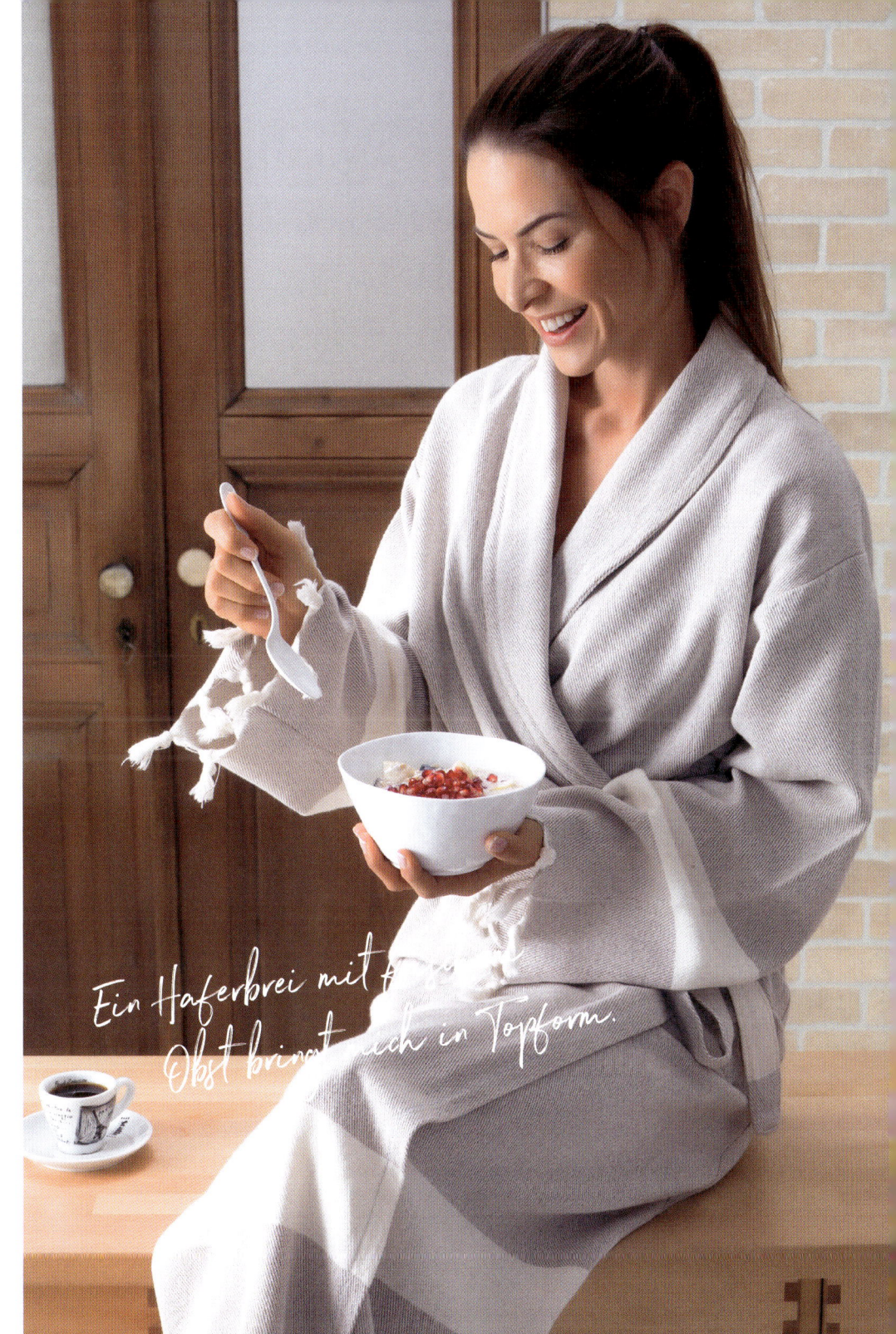

Ein Haferbrei mit frischem
Obst bringt dich in Topform.

Schritt 3
Sport in der Agenda

Letzthin habe ich mich mit meinen zwei Freundinnen abends auf einen Salat getroffen. Wie immer habe ich vorher und nachher zu Hause noch mehr gegessen, weil ich von diesen Paar Blättern auf meinem Teller unmöglich satt werde. Aber das ist ein anderes Thema. Es geht mir lediglich um die Diskussion, die wir beim Essen hatten.

Faule Ausreden

Tuba: Ich bin zur Ernährungsberaterin gegangen, aber es hat mir nichts gebracht!

Doris: Du brauchst keine Ernährungsberaterin, du brauchst einen Personal-Trainer.

Tuba: Aber ich habe keine Zeit für Sport!

Doris: Willst du einen flachen Bauch oder nicht?

Gülçin: In unserem Alter musst du schlichtweg Muskeltraining machen. Wenn du ohne Sport abnimmst, dann wird deine Haut am Bauch wie ein leerer Sack runterhängen!

Tuba: Eigentlich ist mir ja bewusst, dass ich Sport machen muss. Alle meine Freunde, die keinen Sport machen, leiden unter Gesundheitsproblemen. Ich werde zuerst mein Geschäft organisieren und dann beginne ich!

Doris: Das ist ja wohl die faulste Ausrede, die ich jemals gehört habe.

Tuba: Okay, komm und zeig mir, welche Übungen ich machen soll.

Doris: Süße, du brauchst einen Trainer, der mit der Peitsche hinter dir steht. Sonst gehst du da zweimal hin, und dann ist es wieder vorbei mit Sport.

Tuba: Ja, du hast recht. Am Mittag habe ich im Prinzip immer freie Zeit. Wir könnten zwei- oder dreimal die Woche zusammen arbeiten.

Doris: Dreimal.

Gülçin: Du könntest abends auch mit Murat Laufen gehen. Mehmet und ich laufen oft abends bis ins Dorf, trinken einen Tee und laufen dann wieder heim.

Wohlgemerkt: Ich habe nichts gegen Ernährungsberater, sofern sie euch genug und gesundes Essen verschreiben. Was ich hingegen ziemlich nervig finde, sind solche, die ihren Patienten sagen, sie müssten zuerst abnehmen und erst dann mit dem Sport beginnen. Selbstverständlich würde auch ich als ausgebildete Personal-Trainerin niemals eine übergewichtige Person ins Fitness-Studio schicken. Aber sofern der Arzt keine Einwände hat, ist es wichtig, dass die Ernährungsumstellung zusammen mit Bewegung erfolgt. Die Weltgesundheitsorganisation (WHO) empfiehlt Personen im Alter von 18 bis 64 Jahren pro Woche mindestens 150 Minuten mäßig intensive Ausdauerbelastung, wozu beispielsweise Spazierengehen oder Gartenarbeit gehört. Wenn die Person nicht mehr übergewichtig ist und zusätzliche Gesundheitsnutzen erzielen möchte, kann sie das Training ausbauen. Die Weltgesundheitsorganisation empfiehlt die Steigerung der mäßig intensiven Ausdauerbelastung auf 300 Minuten und des intensiven Trainings auf 150 Minuten pro Woche. Außerdem sollten Erwachsene an zwei oder mehr Tagen zusätzlich ein Training zum Muskelaufbau machen.

Ich habe keine Zeit, stundenlang zu trainieren.

Nehmen Sie Ihre Agenda zur Hand, und bestimmen Sie die Uhrzeit, wann Sie das von mir bestimmte Sportprogramm durchführen wollen. Rechnen Sie dafür jeden Tag etwa 65 Minuten ein. Wenn Sie es nicht schaffen, an einem Stück 50 Minuten zu laufen oder zu trainieren, können Sie auch zweimal jeweils eine halbe Stunde Sport machen. Wenn Sie kein Morgenmuffel sind, ist es übrigens besser, am Morgen zu trainieren: Das Risiko, dass etwas dazwischen kommt, ist viel geringer als am Abend, wo eine Sitzung länger dauern kann oder Sie vielleicht im Stau stecken.

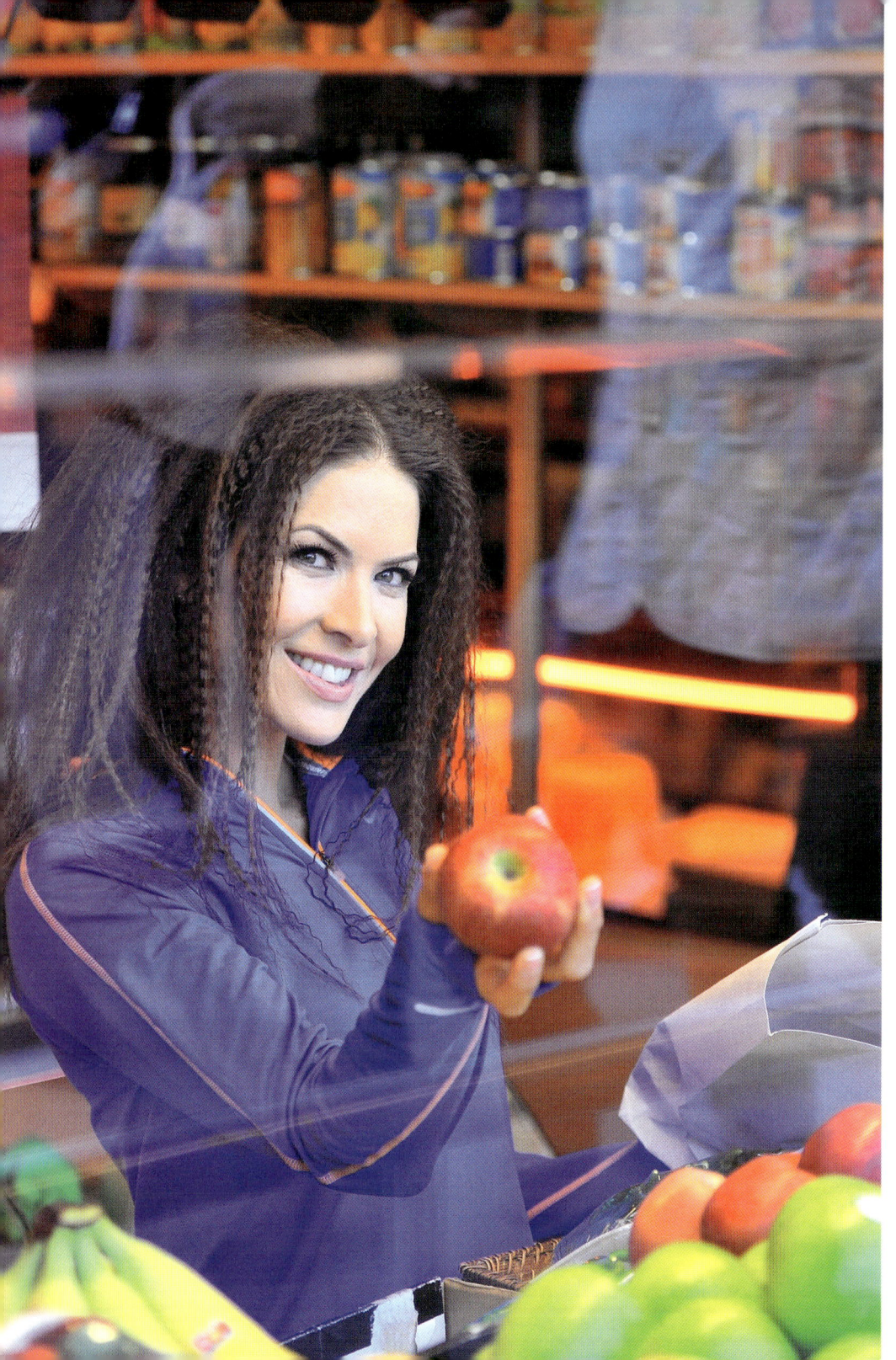

Schritt 4
Die richtige Einkaufsliste

Wenn Sie bisher kein großer Sportfan waren, habe ich für Sie eine gute Nachricht: 60 Prozent Ihres Erfolges liegen in der Ernährung, 30 Prozent im Sport und 10 Prozent in Ihrer Genetik. Sie können also rein durch die Umstellung auf gesundes Essen viel überschüssiges Fett loswerden.

Studieren Sie diese Einkaufsliste, und misten Sie zuerst einmal Ihren Kühlschrank und Ihre Vorratskammer aus. Wenn Sie Kinder haben, können Sie die Nutella und das Granola mit den extra großen Schokostücken natürlich nicht verschenken. Aber Sie können alle ungesunden Nahrungsmittel in einen Schrank legen, sodass Sie von den gesunden Nahrungsmitteln getrennt sind. Und ab sofort gilt: Die ungesunden Sachen gehören den Kindern! Wohlgemerkt: Ich habe damit nicht gesagt, dass Sie Ihren Kindern ungesundes Essen geben sollen!

Bitte nie hungrig einkaufen gehen!

Gute Proteine

Proteine sind die Baustoffe unseres Körpers. Sie sind verantwortlich dafür, unsere Muskeln aufzubauen. Wenn wir Eiweiße essen, zerlegt unser Körper diese in Aminosäuren. Wir benötigen insgesamt 22 verschiedene Aminosäuren, um richtig zu funktionieren. Bei einem Mangel können unser Gehirn und unsere Stimmung darunter leiden. Wir unterscheiden zwischen 13 nicht-essenziellen Aminosäuren, die unser Körper selbst herstellen kann und neun essenziellen Aminosäuren, die wir über unsere Nahrung aufnehmen müssen. Nüsse und Samen, Hülsenfrüchte, Getreide und Gemüse sind zum Beispiel unvollständige, aber hochwertige Eiweißquellen. Optimal ist eine Kombination von vollständigen und unvollständigen Eiweißquellen.

Sind pflanzliche oder tierische Proteine besser für uns? Einige sind der Meinung, tierische Produkte seien gesünder, weil sie nahezu die Struktur liefern, die unser Körper benötigt. Andere argumentieren, bei der richtigen Kombination von pflanzlichen Eiweißen seien tierische Proteine überflüssig. Viele Wissenschaftler sind sich jedoch einig, dass sich tierische Proteinquellen besser verdauen und verwerten lassen. Ich persönlich bin seit 30 Jahren Vegetarierin und denke, dass die ballaststofffreiche Kost mitunter ein Grund für meine unerschöpfliche Energie ist. Damit will ich niemanden dazu überreden, Vegetarier zu werden, denn ein gutes Stück Fleisch oder Fisch ist tatsächlich sehr gesund. Aber alle Fleischesser können zusätzlich mehr Gemüse essen!

Gute Kohlenhydrate

Kohlenhydrate sind unsere Energielieferanten und deshalb für unsere sportlichen Leistungen sehr wichtig. Allerdings gilt es zwischen guten und schlechten Kohlenhydraten zu unterscheiden: Teigwaren, Reis, Weißbrot, Kuchen und Kekse zählen zu den sogenannten leeren Kohlenhydraten, die den Blutzuckerspiegel ansteigen und gleich darauf steil abfallen lassen. Daraus resultiert ein gesteigerter Appetit. Wir müssen also darauf achten, gute Kohlenhydrate aufzunehmen. Meine Lieblingskohlenhydrate sind Gemüse und Haferflocken.

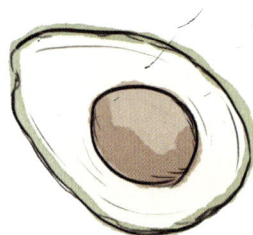

Gute Fette

Fett hat einen schlechten Ruf. Aber auch hier gilt es zwischen guten und schlechten Fetten zu unterscheiden. Ich esse praktisch jeden Tag Avocado und Nüsse, denn die Vitamine A, D, E und K kann der Körper nur in Verbindung mit Fett aufnehmen und verwerten.

Nicht alle Kohlenhydrate machen dick.

Um sich gesund zu ernähren, ist es wichtig, auf die Zusammensetzung der Fette zu achten. Fette bestehen aus Fettsäuren mit einer oder mehreren chemischen Doppelbindungen. Bei den Säuren gibt es gesättigte und ungesättigte Varianten. Die Bestandteile der gesättigten Fettsäuren kann der Körper selbst herstellen. Wir müssen sie daher nicht zusätzlich über die Nahrung zu uns nehmen. Die gesättigten Fette tragen auch die Bezeichnung *schlechte* Fette. Zu den gesättigten Fettsäuren gehören auch die gehärteten Fette (Transfette), wie sie beispielsweise in Fertigprodukten vorkommen. Da Transfette zu einer Erhörung des schlechten Cholesterins (LDL) führen und damit das Risiko auf Herz-Kreislauf-Erkrankungen erhöhen, sind sie in den USA seit Kurzem verboten. Fette, die sich aus mehrfach ungesättigten Fettsäuren zusammensetzen, sind dagegen lebensnotwendig, denn der Körper braucht sie zum Aufbau von Körperzellen. Da er sie nicht selbst bildet, müssen wir die ungesättigten Fettsäuren über das Essen zu uns nehmen. Diese Fettsäuren werden *gute* Fette genannt.

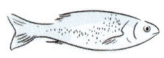 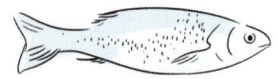 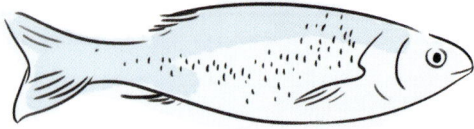

Meine Muskelbausteine: Proteine

- ⚙ **Eier:** Ich kaufe immer Bio-Eier von Hühnern aus Freilandhaltung von unserem lokalen Markt. Passen Sie auf: Manchmal schreiben die Produzenten groß *BIO* auf die Packung, aber wenn nicht ausdrücklich draufsteht, dass die Hühner frei herumlaufen können, picken die armen Vögel zwar Biokerne, stecken aber in Käfigen.
- ⚙ **Hüttenkäse:** Leider kann ich in der Türkei keinen finden. Als ich in der Schweiz wohnte, habe ich kübelweise Hüttenkäse gegessen. Ob in der Omelettrolle, auf dem Salat, auf Vollkornbrot oder mit frischen Früchten – er schmeckt himmlisch. Hüttenkäse eignet sich auch gut zum Überbacken von Gratins. Bei uns hier gibt es *Lor Peyniri*, der sich ähnlich verwenden lässt.
- ⚙ **Joghurt:** Naturjoghurt und Magerquark zu Hause mit Früchten garnieren, statt Früchtejoghurt zu kaufen, der viel zu süß ist. Wenn Sie möglichst viel Protein mit möglichst wenig Kalorien aufnehmen wollen, können Sie fettarmen Joghurt oder Quark kaufen. Ich rate von kalorienreduzierten Joghurts mit Geschmack ab, denn oftmals steckt dann mehr Chemie drin, um den Geschmack wieder wettzumachen.
- ⚙ **Buttermilch:** Buttermilch ist sehr erfrischend und weniger schwer als normale Milch. Entgegen ihrem Namen ist Buttermilch fettarm und enthält gleich viel Protein, aber nur halb so viele Kalorien wie normale Milch.

Viele Leute wundern sich, wie ich als Vegetarierin zu Protein komme.

- **Hülsenfrüchte:** Als Vegetarierin sind Hülsenfrüchte für mich eine sehr wertvolle Proteinquelle. Erbsen, Linsen, Kirchererbsen oder Bohnen: ich habe alle gern. Hülsenfrüchte enthalten viele Ballaststoffe und sättigen deshalb gut. Vitamine, Spurenelemente und Zink sorgen für ein gestärktes Immunsystem und schützen vor Erkältungen.
- **Hühnchen und Truthahn:** Beides ist nichts für mich, weil ich Vegetarierin bin. Aber ich kaufe Hühnchen und Truthahn für die Kinder und Kerem. Wenn ich die Wahl habe, ziehe ich natürlich Bio-Fleisch vor.
- **Fisch:** Fisch enthält hochwertiges Protein, Vitamin D und viele Omega-3-Säuren. Versuchen Sie anstatt Zuchtfische Meeresfische zu kaufen. Sie müssen zwar mehr dafür bezahlen, aber die Fische sind weniger fettig und nicht mit Schadstoffen kontaminiert.
- **Steak:** Ist eine gute Wahl für rotes Fleisch.
- **Mageres Hackfleisch:** Sie können die Lasagne anstatt mit Teigwaren mit Auberginen und die Spaghetti mit Vollkornteigwaren zubereiten.
- **Thunfisch aus der Konserve:** Dieser Fisch ist nicht teuer und lässt sich einfach aufbewahren. Man kann in Nullkommanichts einen Salat oder Teigwaren zubereiten. Ich kaufe jeweils den normalen, nicht den Diät-Thunfisch und drücke ihn dafür ganz gut aus.

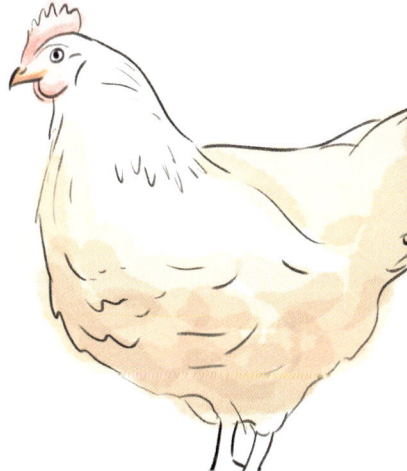

Meine Energie-Lieferanten: Kohlenhydrate

⚜ **Haferflocken:** Diese guten Kohlenhydrate werden vom Körper langsam verarbeitet. Das ist auch der Grund, warum ich bis am Mittag überhaupt keinen Hunger verspüre, wenn ich Haferbrei oder Müsli zum Frühstück hatte. Haferflocken lassen sich im Mixer bequem zu einem gesunden Ersatz für Mehl verarbeiten.

⚜ **Vollkornreis:** Vollkorn- und Wildreis werden vom Körper langsam verdaut und sind deshalb viel gesünder als weißer Reis.

⚜ **Quinoa:** Eiweißreiche Samen, die es in den Farben Weiß, Rot und Schwarz gibt. Alle Sorten haben den gleichen gesundheitlichen Vorteil, und vom Geschmack her habe ich keinen Unterschied festgestellt. Ich wechsle immer ab und wähle die Farbe, die die zum vorgesehenen Gericht am besten passt.

⚜ **Süßkartoffeln:** Werden langsamer verdaut als normale Kartoffeln und sind deshalb vorzuziehen.

⚜ **Vollkornbrot:** Kontrollieren Sie, dass kein Weißmehl daruntergemischt wurde und dass es frisch gebacken ist. Alle diese vakuumverpackten Brote enthalten Sirup, damit sie monatelang gelagert werden können.

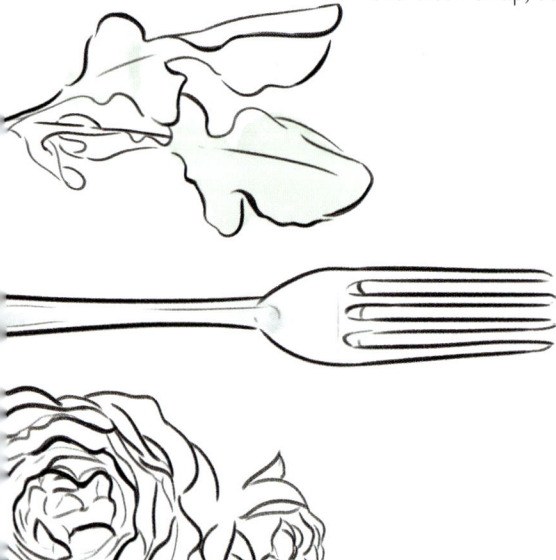

- **Gemüse:** Wenn Sie schnell abnehmen wollen, sollten Sie viel Gemüse essen. Besonders grünes Gemüse wie Spinat und Salat steckt voller Nahrungsfasern und Vitamine und hat auch nur ganz wenig Kalorien.
- **Früchte:** Achten Sie darauf, Saison-Früchte zu kaufen. Früchtezucker wird vom Blut sofort aufgenommen. Deshalb empfehle ich Ihnen, am Morgen, vor oder nach dem Training Früchte zu essen. Achtung: Nicht zu viele trockene Früchte essen, das sind kleine Kalorienbomben. Bananen eignen sich beim Kochen hervorragend als Zuckerersatz. Lassen Sie den Zucker ganz weg und drücken Sie stattdessen eine reife Banane in Ihr Gericht.
- **Honig:** Manchmal haben meine Kinder Lust auf Zucker. Bio-Honig hat zwar auch viele Kalorien, steckt dafür aber voll mit Antioxidanzien.

Ich esse Nüsse einfach so oder streue sie über den Salat oder das Müsli.

Meine Sattmacher: Fette

- **Leinsamenkerne:** Streuen Sie die Samen über den Salat oder das Müsli.
- **Olivenöl:** Eine gesunde Alternative zu Butter.
- **Avocado:** Enthält reichlich einfach ungesättigte Fettsäuren und kann deshalb den Cholesterinspiegel regulieren.
- **Erdnussbutter:** Schmeckt fast so gut wie Nutella. Ich esse Erdnussbutter am liebsten mit Apfelstücken.
- **Mandeln/Pekannüsse/Walnüsse:** Ich streue sie über den Salat oder esse sie als kleine Zwischenmahlzeit mit getrockneten Aprikosen am Nachmittag vor dem Training.

Schritt 5
Gesunder Start in den Tag: das Frühstück

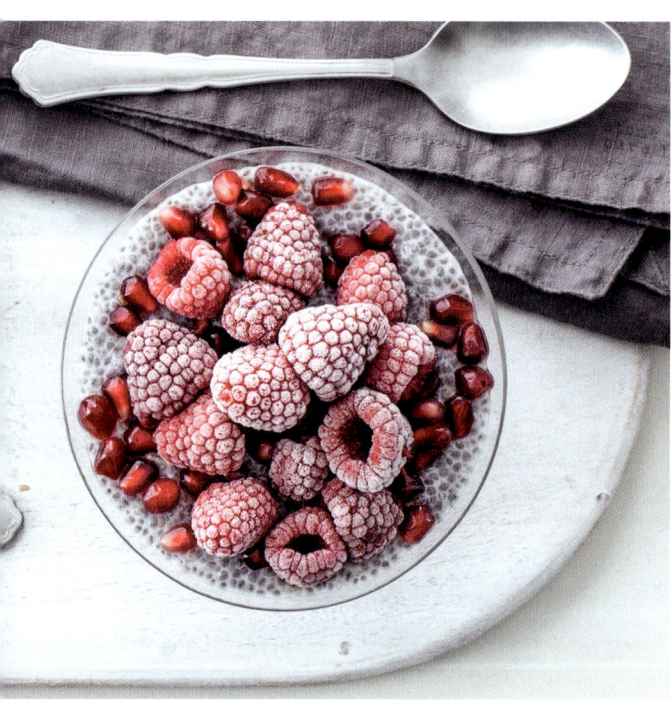
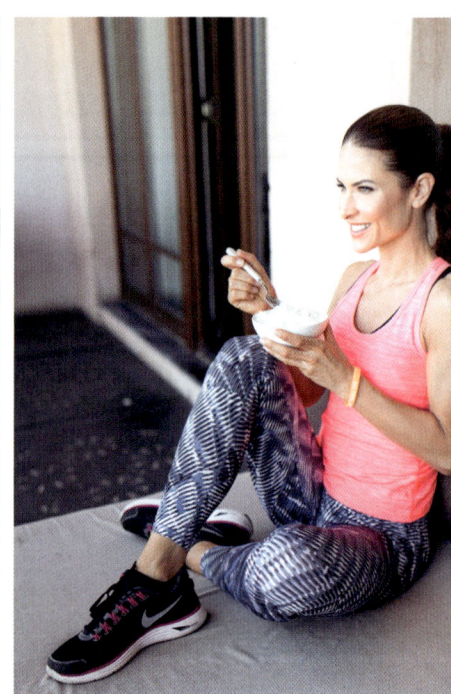

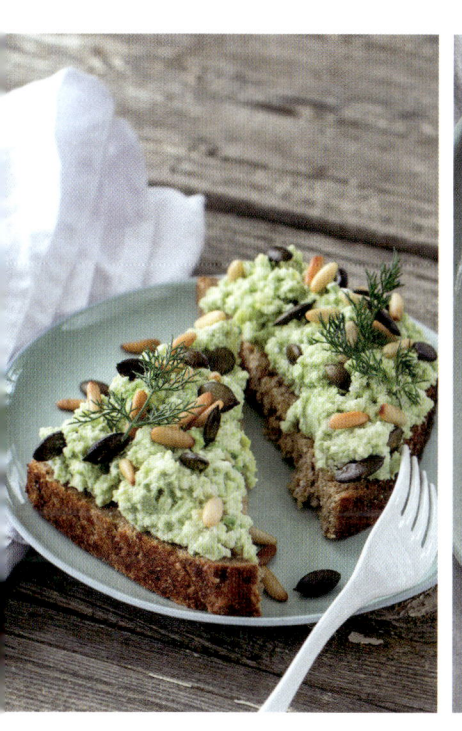

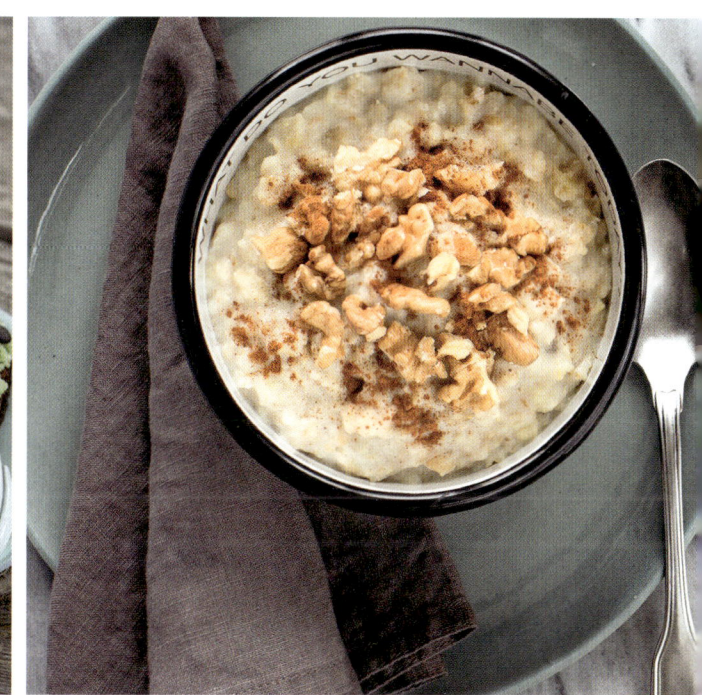

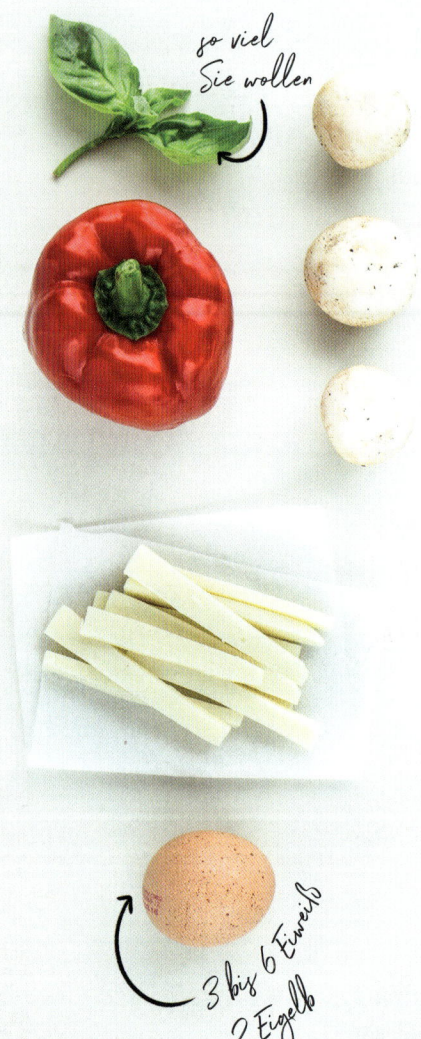

*so viel
Sie wollen*

*3 bis 6 Eiweiss
2 Eigelb*

Omelett

Zutaten für 1 Portion
3 Eier
2–3 frische Pilze
1 Scheibe Vollfett-Käse
½ rote Peperoni

1 Schlagen Sie so viele Eier wie Sie essen mögen in eine Schale. Ich verquirle für meinen 8-jährigen Sohn jeweils 3 Eier, für mich oder meinen Freund 6, aber dann essen wir nur die Hälfte der Eigelbe. Die übrig gebliebenen brauchen wir zum Backen.
2 Schneiden Sie die Pilze in Scheiben und die Peperoni in lange Streifen.
3 Geben Sie das Gemüse und die Eier in eine beschichtete Pfanne, in der Sie das Omelett ganz ohne Fett braten können. Einmal wenden, den geriebenen Käse darüber streuen und schmelzen lassen: fertig!

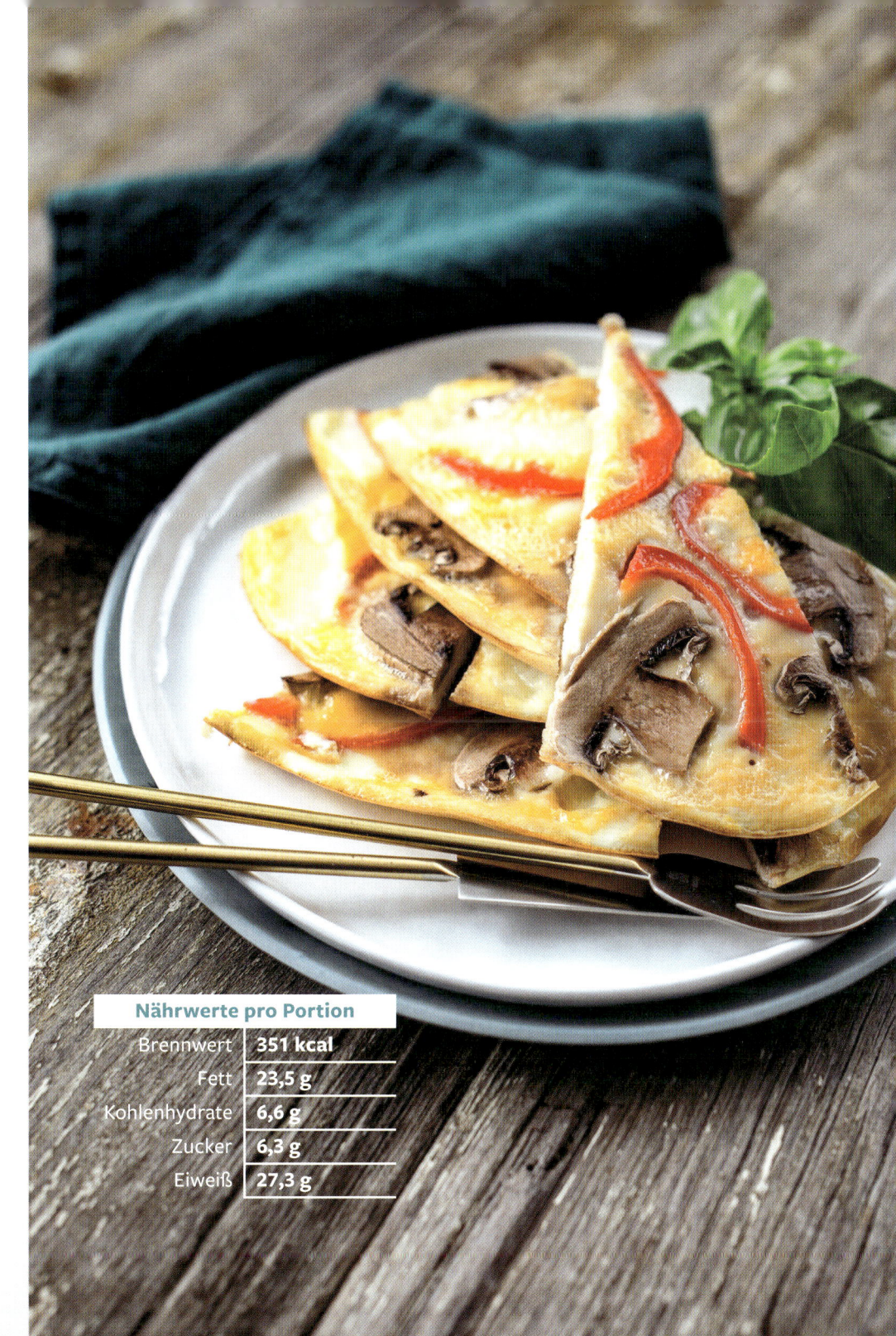

Nährwerte pro Portion	
Brennwert	**351 kcal**
Fett	23,5 g
Kohlenhydrate	6,6 g
Zucker	6,3 g
Eiweiß	27,3 g

Gesunder Start in den Tag: das Frühstück

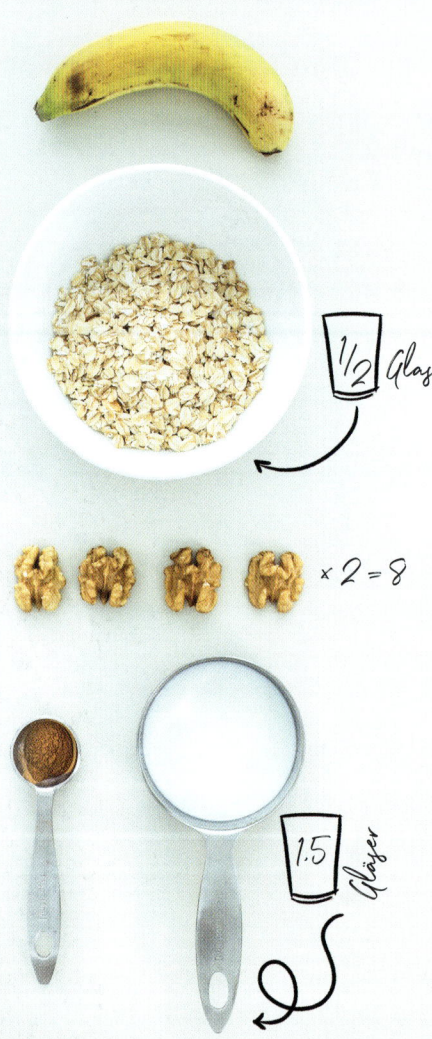

½ Glas

× 2 = 8

1.5 Gläser

Haferbrei

Zutaten für 1 Portion

1 Banane
½ Glas Haferflocken
1½ Gläser Magermilch
8 Walnusshälften
Zimtpulver

1 Zerdrücken Sie die Banane mit einer Gabel, und geben Sie den Brei zusammen mit den Haferflocken und der Milch in eine Bratpfanne. Sie können Vollfettmilch, Magermilch, Sojamilch oder auch Mandelmilch verwenden, es spielt keine Rolle.
2 Kochen Sie den Haferbrei für ungefähr 5 Minuten, bis er dickflüssig ist.
3 Streuen Sie die Walnuss-Stücke und das Zimtpulver über Ihr Frühstück und genießen Sie es.

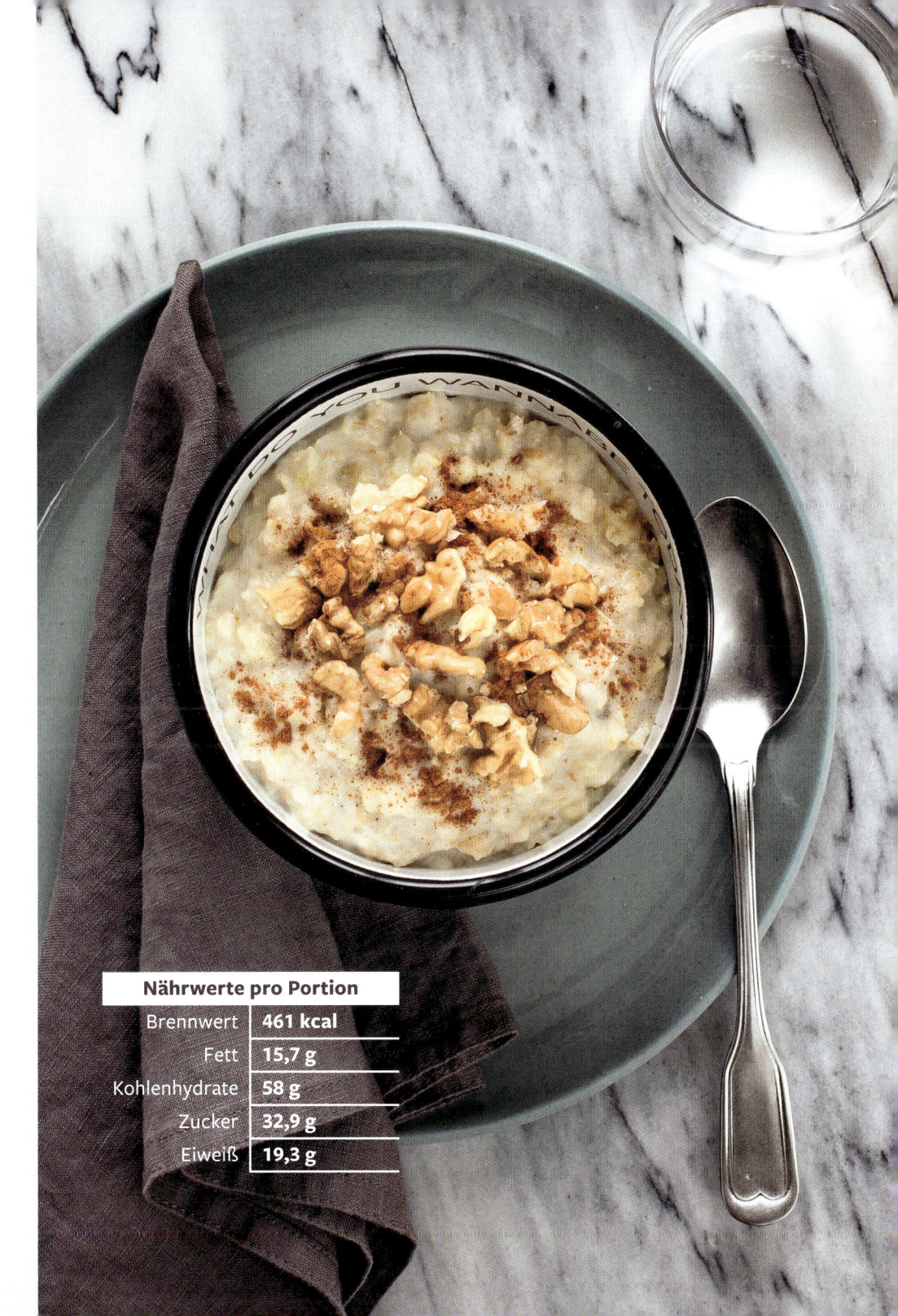

Nährwerte pro Portion	
Brennwert	**461 kcal**
Fett	**15,7 g**
Kohlenhydrate	**58 g**
Zucker	**32,9 g**
Eiweiß	**19,3 g**

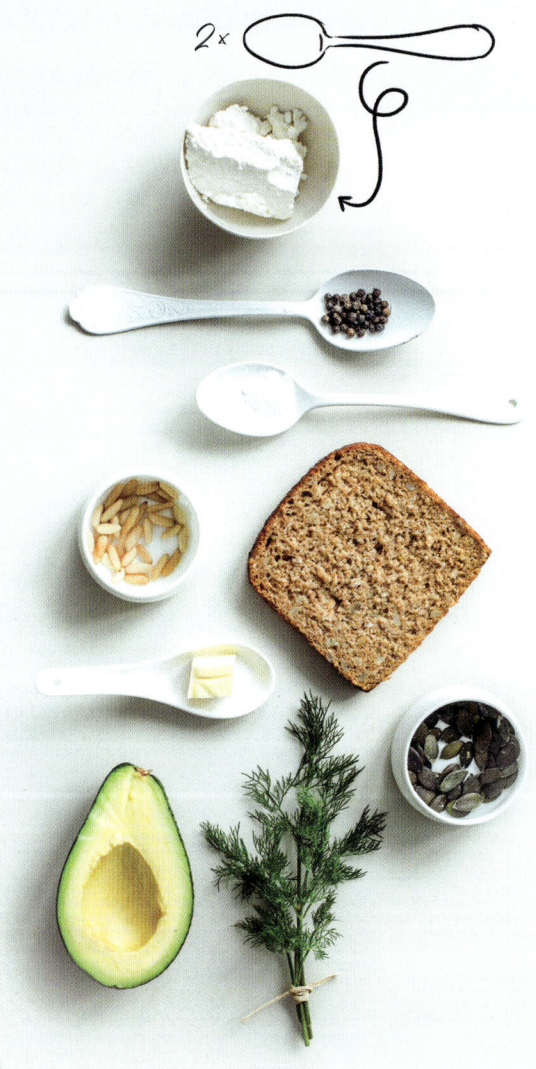

Vollkornbrot mit Avocado-Aufstrich

Zutaten für 1 Portion

½ Avocado
2 EL Hüttenkäse
1 Prise Salz
1 TL Pinienkerne
1 TL Kürbiskerne
1 TL Butter (wird nicht verzehrt!)
1 Scheibe frisches Vollkornbrot
Etwas Dill

1 Halbieren Sie die Avocado, entfernen Sie den Kern, und lösen Sie das Fruchtfleisch mit einem Löffel aus der Schale.

2 Mischen Sie die zerdrückte Avocado mit dem Käse, und würzen Sie den Aufstrich mit einer Prise Salz.

3 Rösten Sie die Pinien- und Kürbiskerne in ein wenig Butter. Sie brauchen keine Bedenken zu haben, da das Fett wieder weg kommt.

4 Wenn die Kerne goldbraun sind, breiten Sie sie auf Haushaltspapier aus und reiben sie von der Butter trocken.

5 Den Aufstrich aufs Brot streichen, die Kerne darüber streuen und mit Dill garnieren. Sie können beide Brothälften auch zusammenklappen und Ihr Sandwich unterwegs essen.

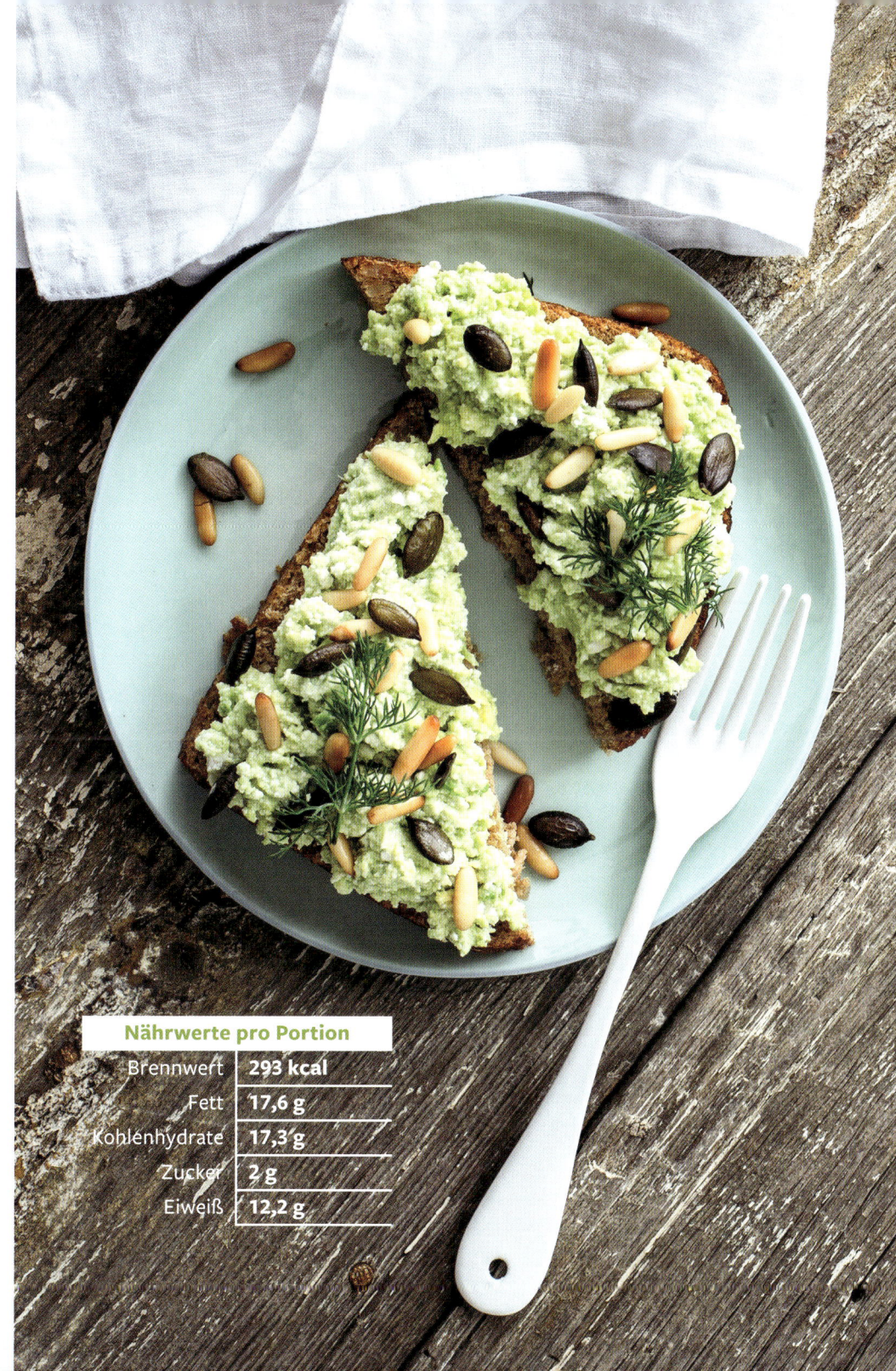

Nährwerte pro Portion	
Brennwert	**293 kcal**
Fett	**17,6 g**
Kohlenhydrate	**17,3 g**
Zucker	**2 g**
Eiweiß	**12,2 g**

Gesunder Start in den Tag: das Frühstück

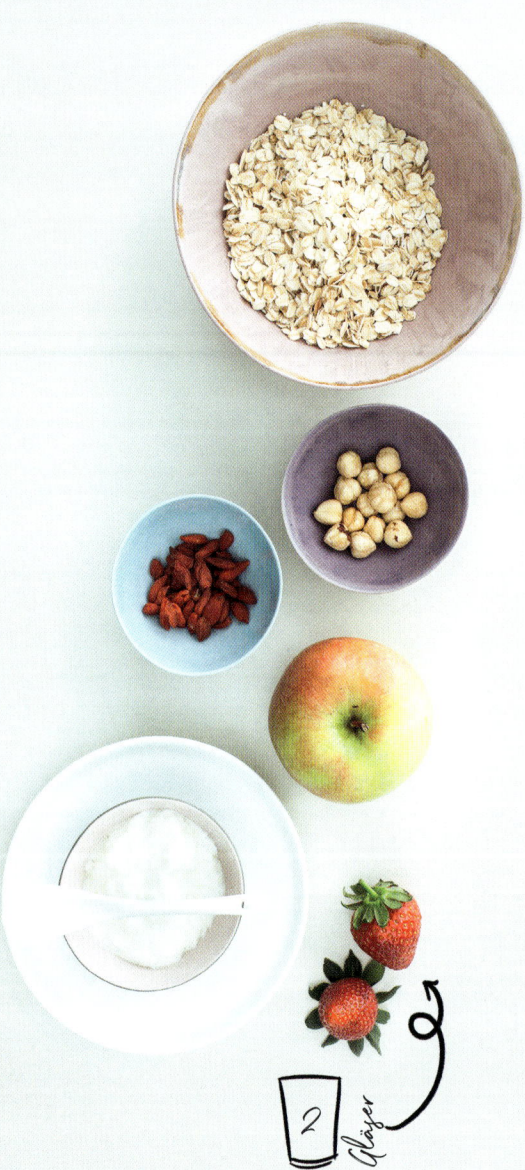

Müsli

Zutaten für 1 Portion

½ Glas Wasser
½ Glas Magerjoghurt
½ Glas Haferflocken
1 Apfel
2 Gläser frische Erdbeeren
2 EL Goji-Beeren
10 doppelt geröstete Haselnüsse

1 Mischen Sie das Wasser mit dem Magerjoghurt, und geben Sie die Haferflocken dazu.

2 Raffeln Sie den Apfel grob oder fein, je nachdem wie Sie es lieber haben, und schneiden Sie die Hälfte der Erdbeeren in feine Scheiben.

3 Ziehen Sie die Früchte vorsichtig unter die Masse. Ich empfehle Ihnen, das Müsli in Gläser zu füllen, sodass Sie es zur Arbeit mitnehmen können. Bevor Sie das Glas verschließen, geben Sie den Rest der Erdbeeren und die zerbröckelten Haselnüsse darüber.

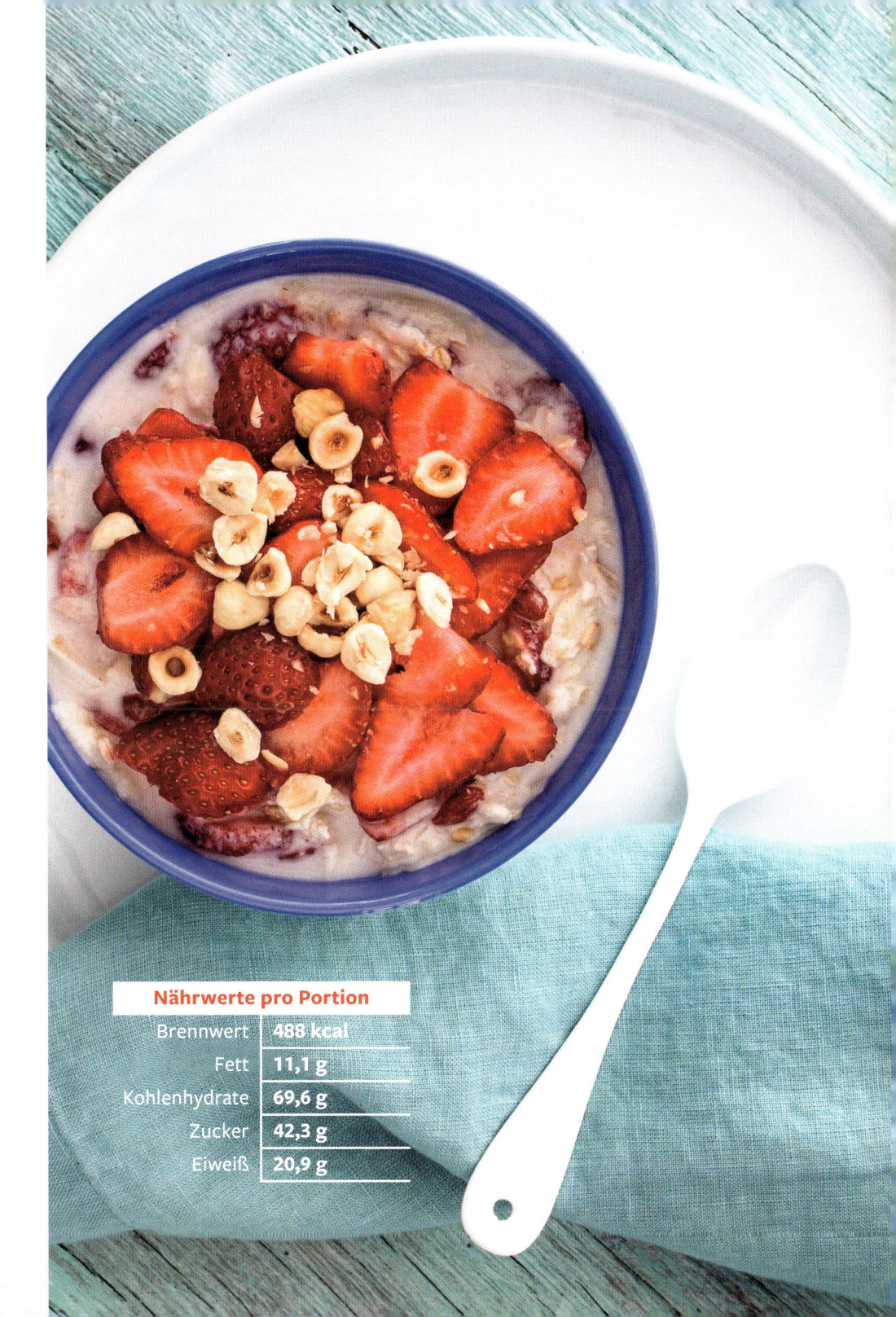

Nährwerte pro Portion	
Brennwert	**488 kcal**
Fett	**11,1 g**
Kohlenhydrate	**69,6 g**
Zucker	**42,3 g**
Eiweiß	**20,9 g**

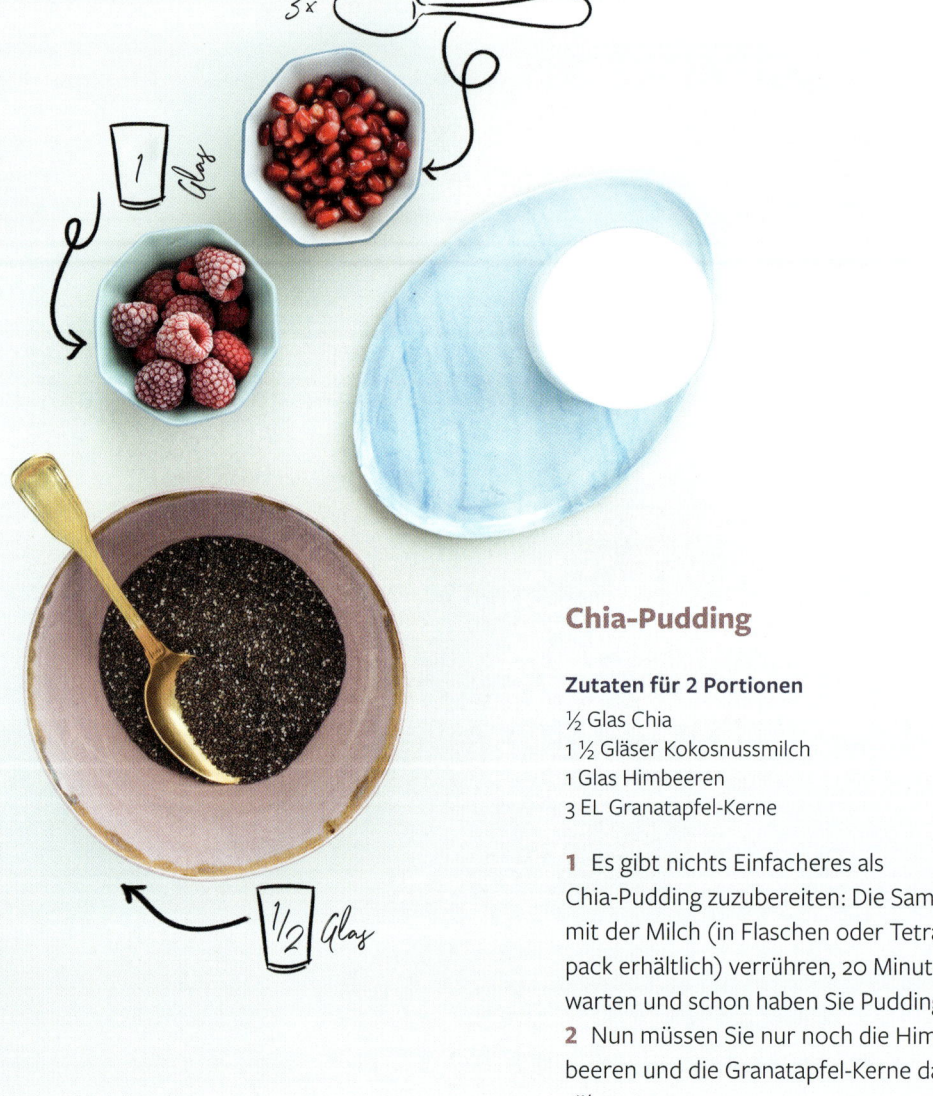

Chia-Pudding

Zutaten für 2 Portionen
½ Glas Chia
1 ½ Gläser Kokosnussmilch
1 Glas Himbeeren
3 EL Granatapfel-Kerne

1 Es gibt nichts Einfacheres als
Chia-Pudding zuzubereiten: Die Samen
mit der Milch (in Flaschen oder Tetra-
pack erhältlich) verrühren, 20 Minuten
warten und schon haben Sie Pudding.
2 Nun müssen Sie nur noch die Himbeeren und die Granatapfel-Kerne da-
rüberstreuen.

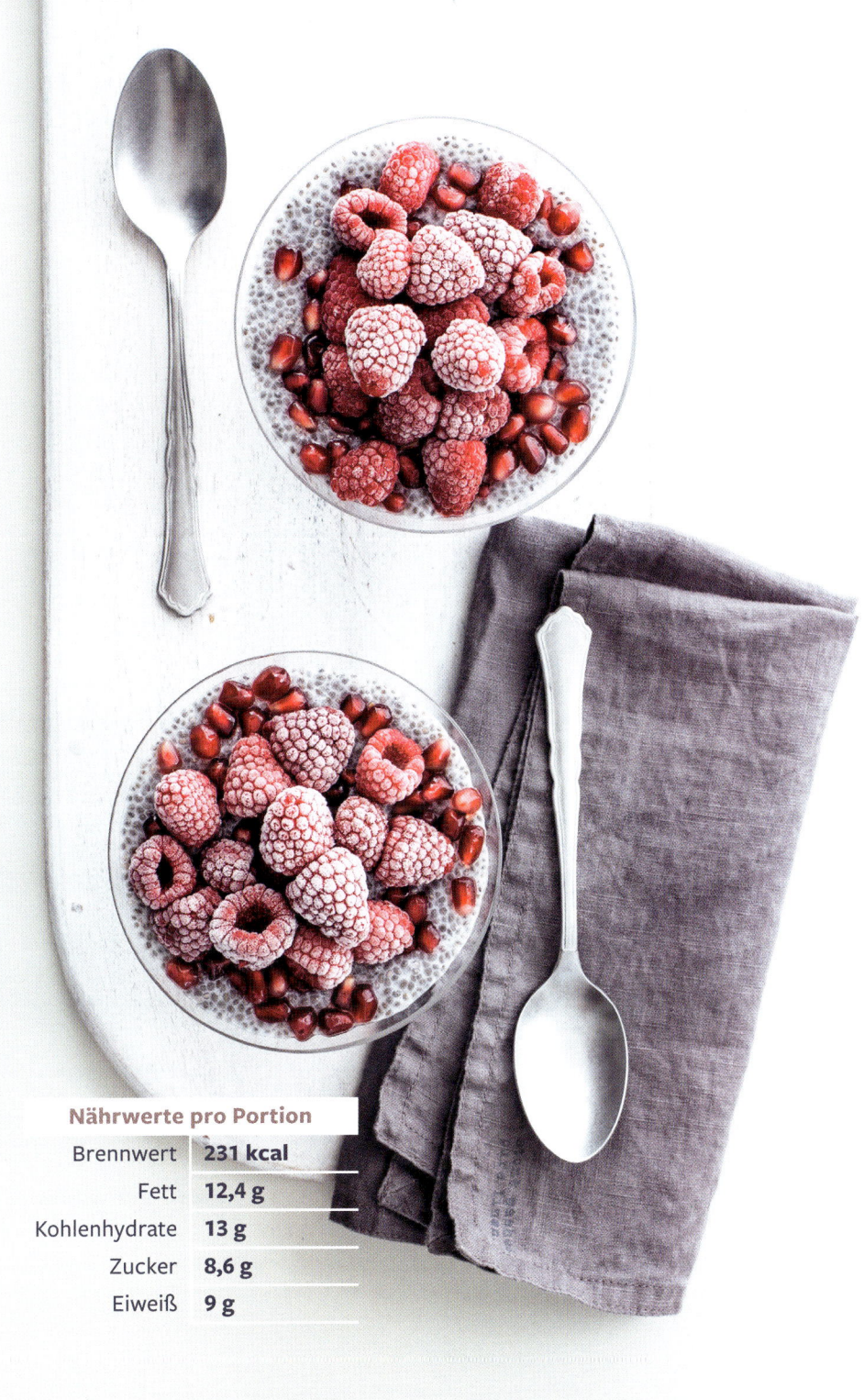

Nährwerte pro Portion	
Brennwert	**231 kcal**
Fett	**12,4 g**
Kohlenhydrate	**13 g**
Zucker	**8,6 g**
Eiweiß	**9 g**

Gesunder Start in den Tag: das Frühstück

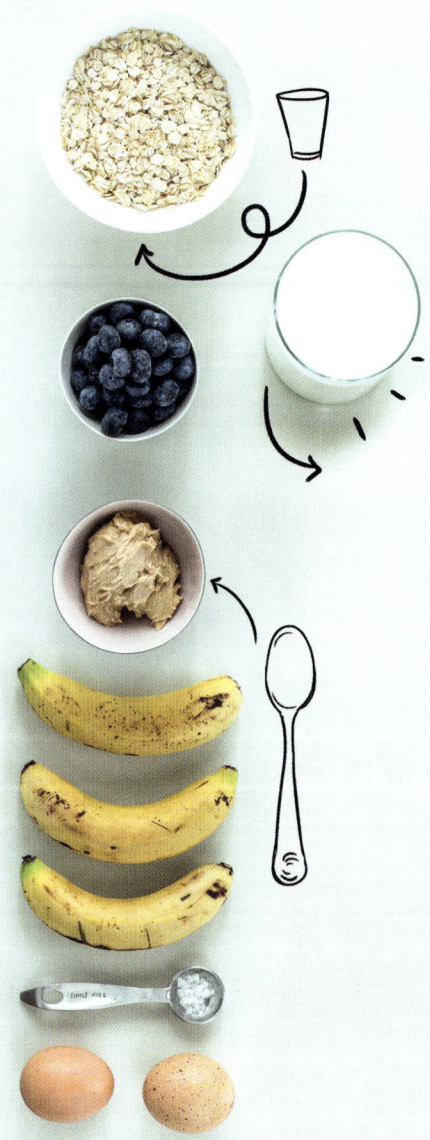

Gesunde Pfannkuchen

Zutaten für 4 Portionen

Dieses Rezept reicht für 8 Pfannkuchen, also vermutlich für die ganze Familie.
1 Glas Haferflocken
2 Bananen
½ Glas Mandelmilch
2 Eier
1 Prise Salz

Füllung

2 EL Erdnussbutter
2 EL Mandelmilch
1 Glas Blaubeeren
1 Banane

1 Verarbeiten Sie die Haferflocken im Mixer zu Mehl.
2 Zerdrücken Sie die zwei Bananen zu Mus, und rühren Sie in einer Schüssel sämtliche Zutaten zusammen, bis sich ein lockerer Teig ergibt.
3 Geben Sie die Masse löffelweise in die Pfanne, und backen Sie die Pfannkuchen auf beiden Seiten, bis sie goldig braun sind.
4 Für die Füllung einfach zwei EL Erdnussbutter mit Milch (Magermilch geht auch) verflüssigen und auf die gebackenen Pfannkuchen streichen.
5 Blaubeeren und Bananen passen hervorragend dazu, je nach Saison können Sie auch Pfirsiche, Erdbeeren oder Äpfel verwenden.

Wenn Sie die Pfannkuchen warm halten wollen, legen Sie die Pfannkuchen als Turm aufgeschichtet auf einem Backpapier in das auf 150 °C vorgeheizte Backrohr.

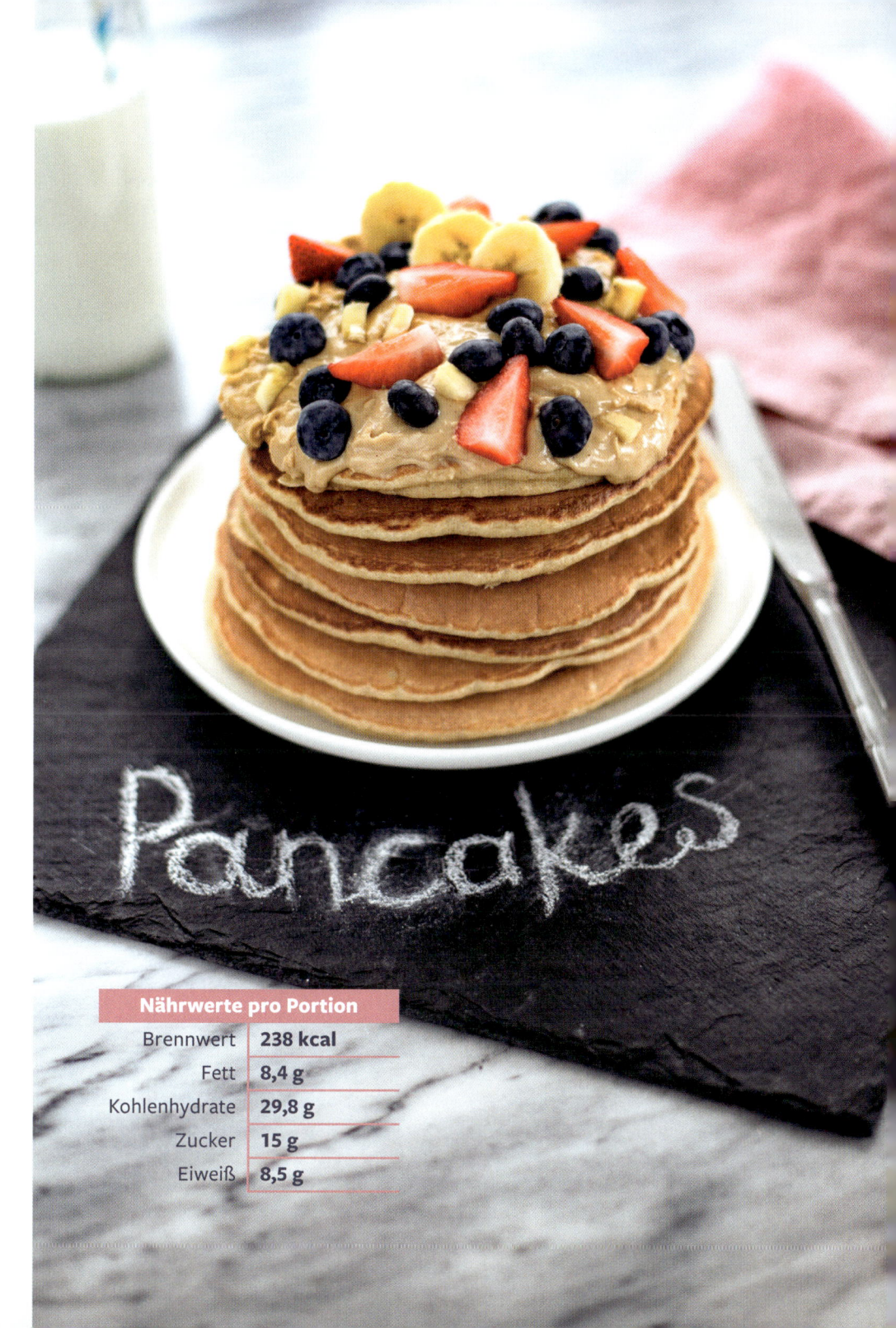

Pancakes

Nährwerte pro Portion	
Brennwert	**238 kcal**
Fett	**8,4 g**
Kohlenhydrate	**29,8 g**
Zucker	**15 g**
Eiweiß	**8,5 g**

Gesunder Start in den Tag: das Frühstück

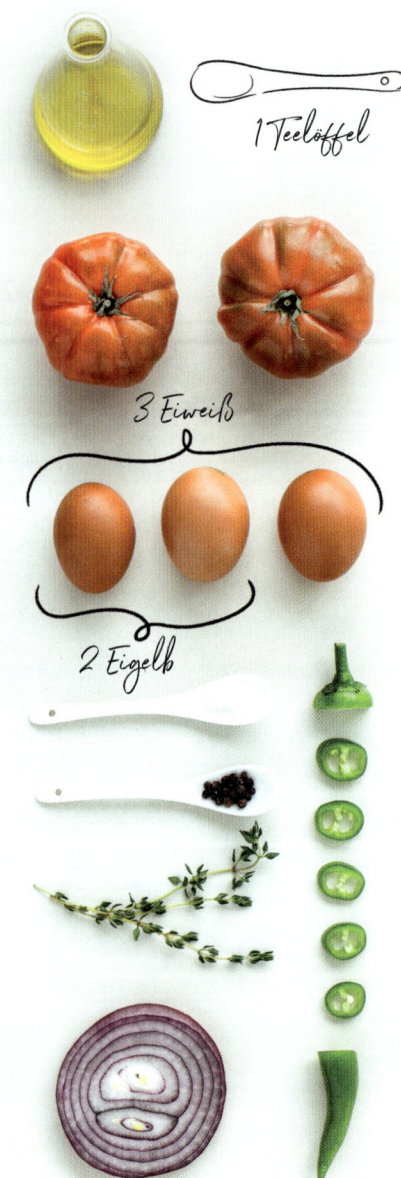

1 Teelöffel

3 Eiweiß

2 Eigelb

Menemen
(türkische Eierspeise)

Zutaten für 1 Portion

¼ Zwiebel
½ grüne Paprikaschote
1 TL Olivenöl
2 mittelgroße Tomaten
3 Eiweiß
2 Eigelb
½ TL frisches Oregano
Salz und Pfeffer nach Belieben

1 Schneiden Sie die Zwiebel und die
Paprikaschote in kleine Würfel, und
braten Sie beides im Olivenöl, bis die
Zwiebelwürfel goldbraun sind.
2 Schälen Sie die Tomaten, und raffeln
oder schneiden Sie diese ebenfalls in
kleine Stücke.
3 Geben Sie die Tomaten in die
Pfanne, und kochen Sie die Tomaten-
soße auf kleiner Hitze.
4 Verquirlen Sie die Eier mit dem
Gewürz und gießen Sie diese in die
Pfanne, wenn die ganze Flüssigkeit von
den Tomaten verdampft ist.

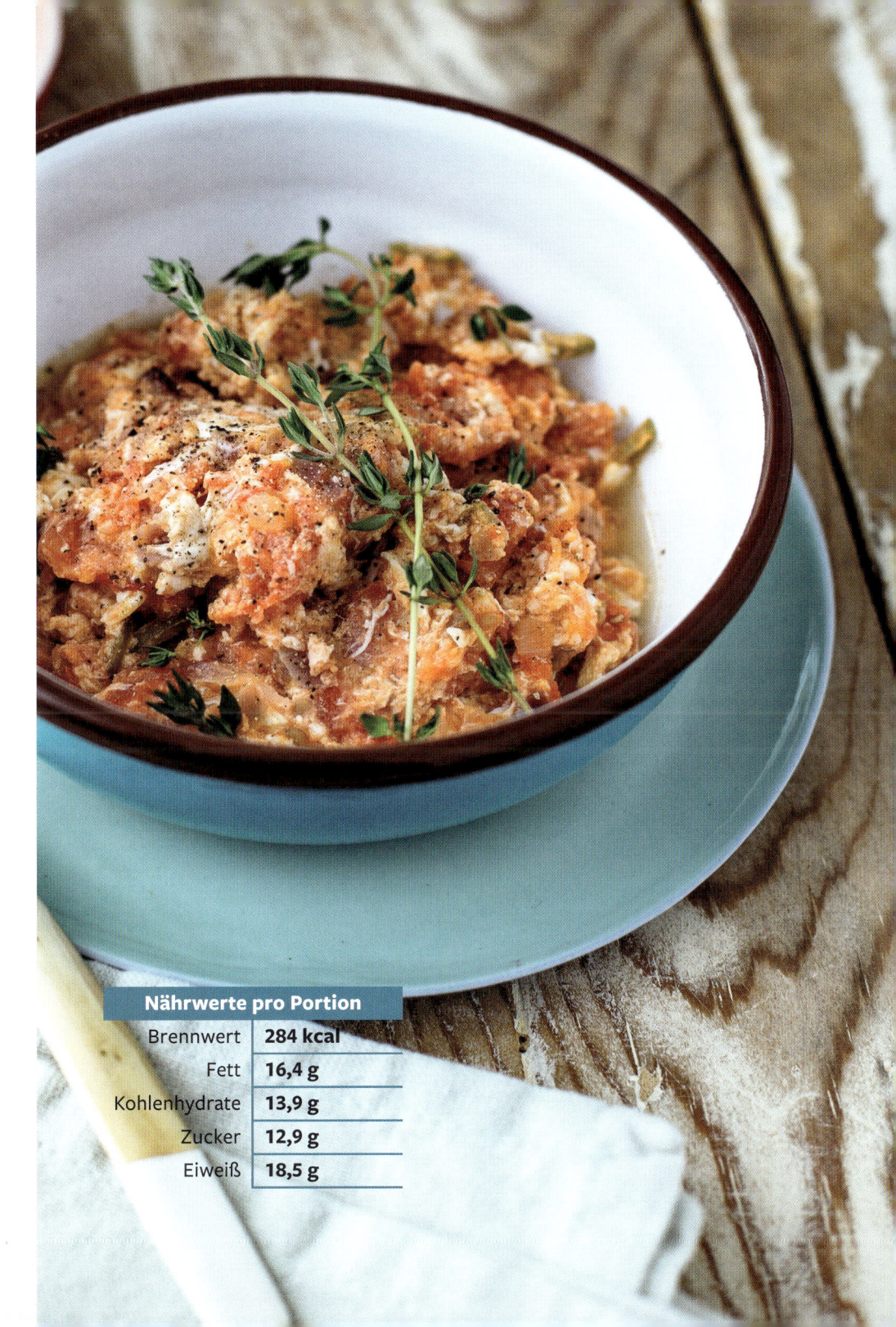

Nährwerte pro Portion	
Brennwert	**284 kcal**
Fett	**16,4 g**
Kohlenhydrate	**13,9 g**
Zucker	**12,9 g**
Eiweiß	**18,5 g**

Schritt 6
Mittagessen für unterwegs

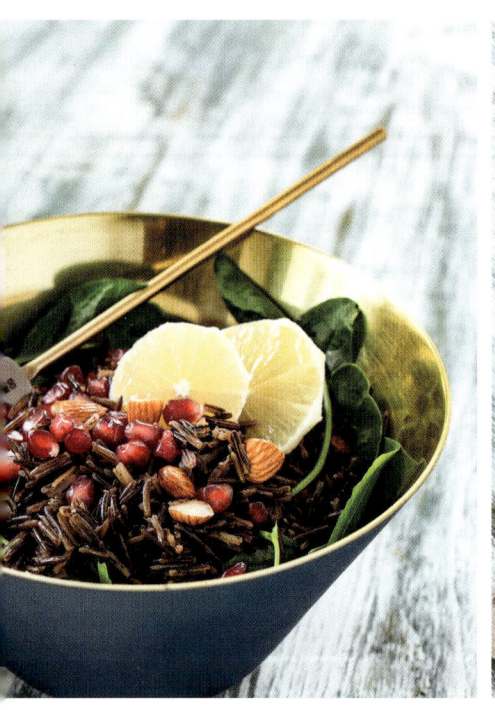
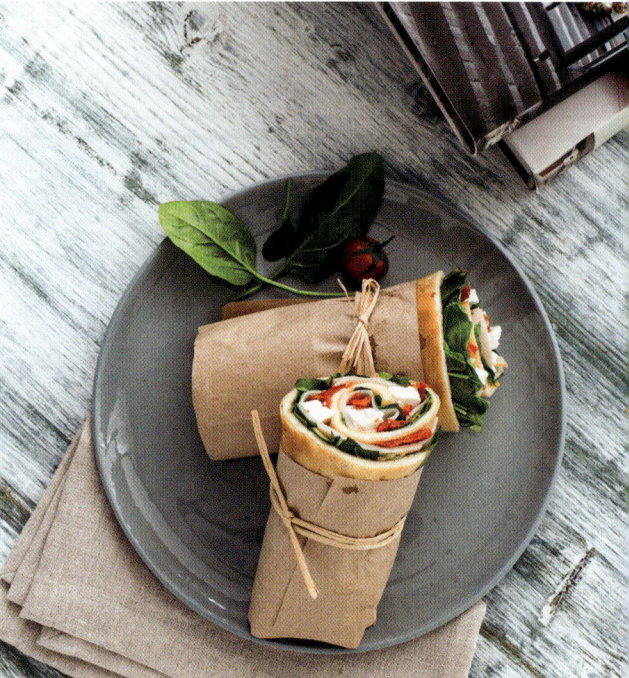

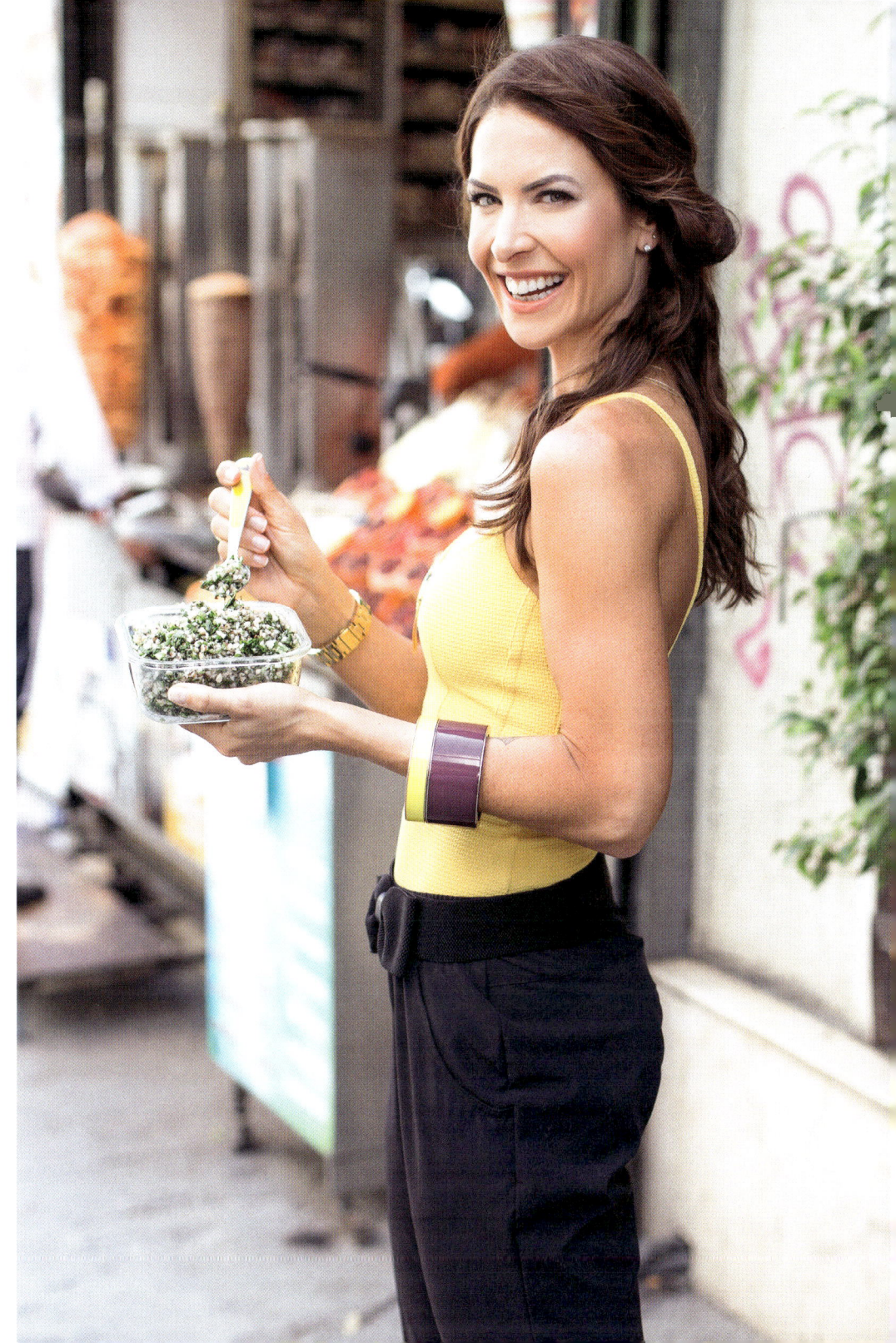

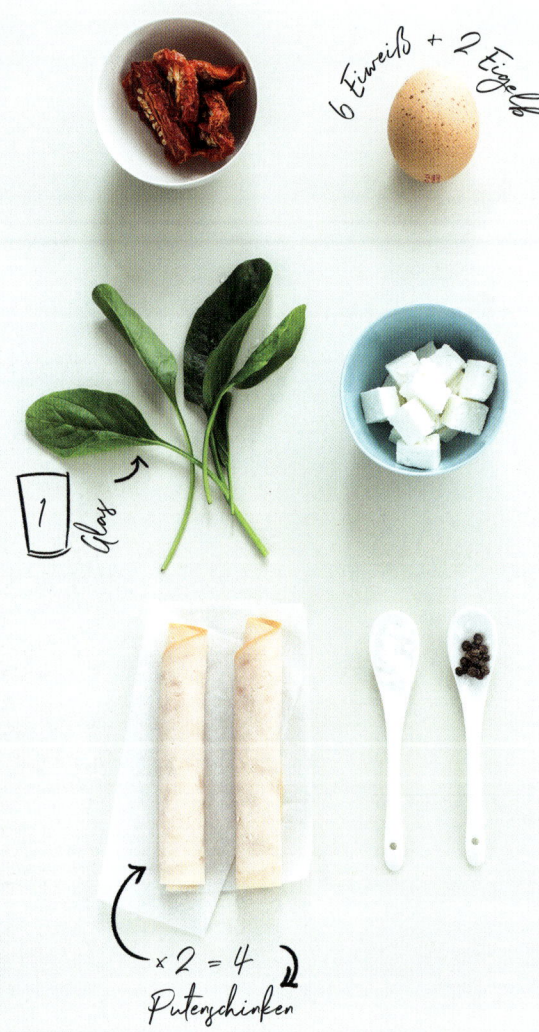

6 Eiweiß + 2 Eigelb

1 Glas →

x 2 = 4
Putenschinken

Wrap

Zutaten für 1 Portion

6 Eiweiß
2 Eigelb
1 Prise Salz
5 sonnengetrocknete Tomaten
1 Glas Baby-Spinat
4 Scheiben Putenschinken
80 g fettarmer Fetakäse

1 Verquirlen Sie die Eier mit einer Prise Salz, und backen Sie in einer beschichteten Pfanne ein oder zwei Omeletts, je nachdem wie groß der Durchmesser der Pfanne ist.
2 Hacken Sie den gewaschenen Spinat, und rollen Sie ihn zusammen mit dem Schinken und Käse sowie den vorher weich gekochten Tomaten in das Omelett.
3 Wickeln Sie Ihren Wrap in Snacktüten, und packen Sie ihn in die Tasche für das Mittagessen.
4 Wenn Sie im Büro eine Mikrowelle haben, können Sie auch einen Burrito machen: Ersetzen Sie den Schinken durch Hackfleisch, und geben Sie Kidneybohnen dazu.

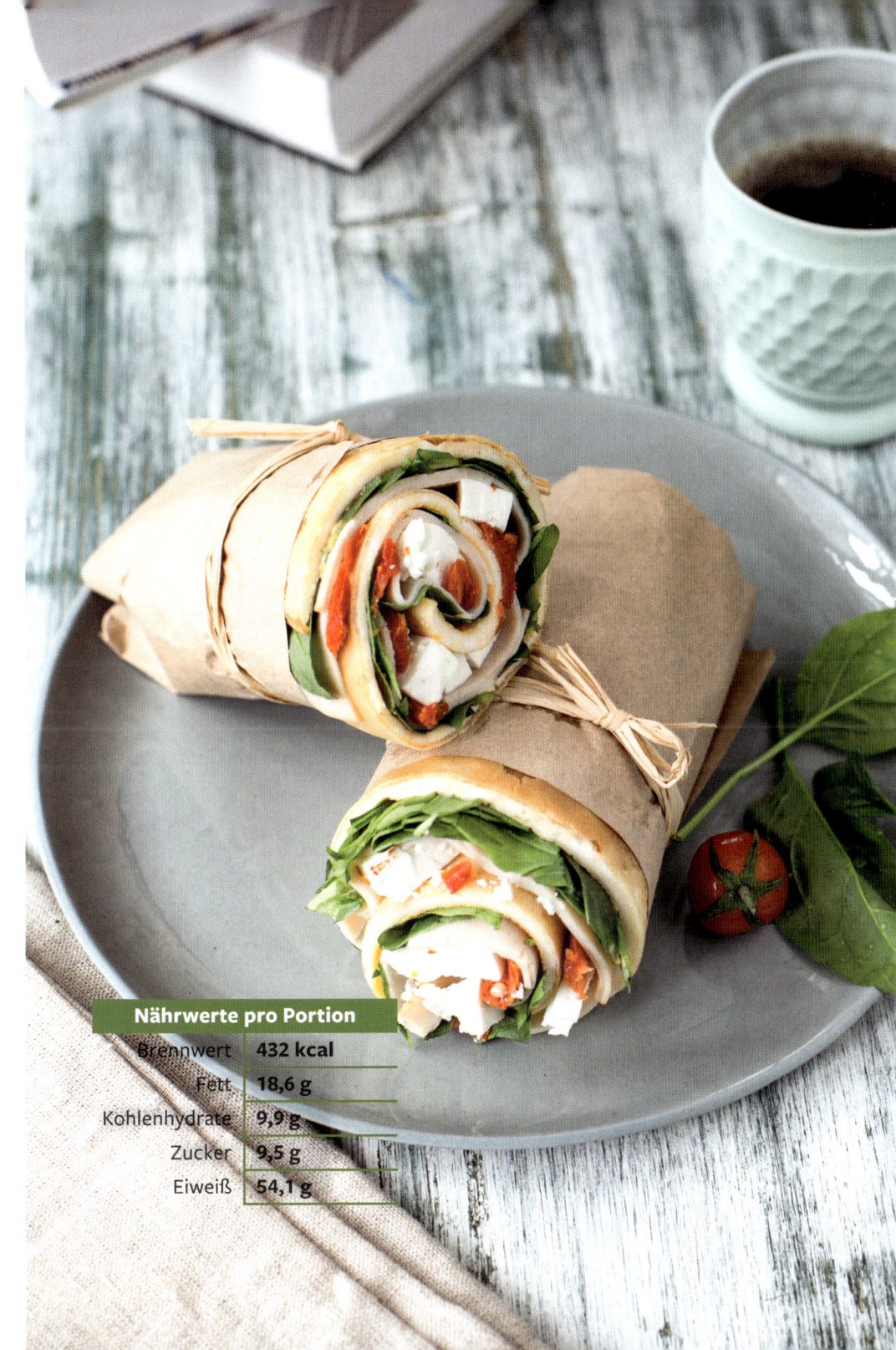

Nährwerte pro Portion	
Brennwert	**432 kcal**
Fett	**18,6 g**
Kohlenhydrate	**9,9 g**
Zucker	**9,5 g**
Eiweiß	**54,1 g**

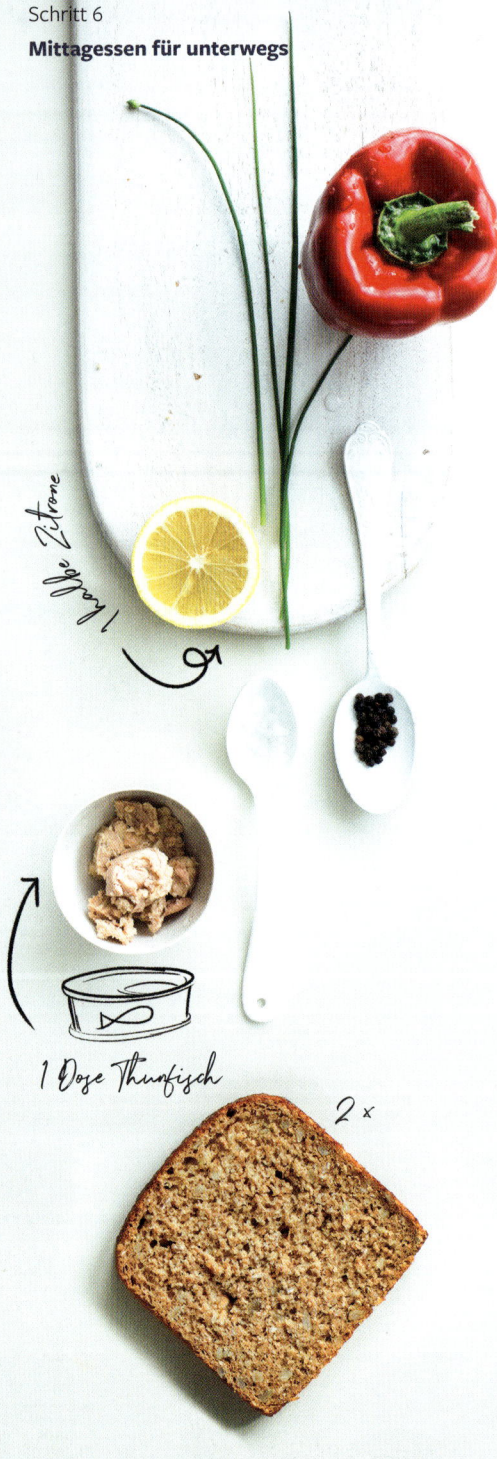

1 halbe Zitrone

1 Dose Thunfisch

2 x

Gesundes Sandwich

Zutaten für 1 Portion
1 Dose Thunfisch
½ Zitrone
Salz und Pfeffer nach Belieben
¼ rote Peperoni
1 EL Schnittlauch
2 Scheiben frisches Vollkornbrot

1 Drücken Sie mit einer Gabel das Öl aus dem Thunfisch heraus, und geben Sie ihn in eine Schüssel.
2 Pressen Sie nun die Zitrone aus, und vermischen Sie den Saft, das Salz und den Pfeffer mit dem Thunfisch.
3 Hacken Sie die Peperoni und den Schnittlauch fein, und vermengen Sie das Gemüse mit dem Fisch.
4 Jetzt brauchen Sie den Aufstrich nur noch zwischen die Brotscheiben zu streichen: fertig!

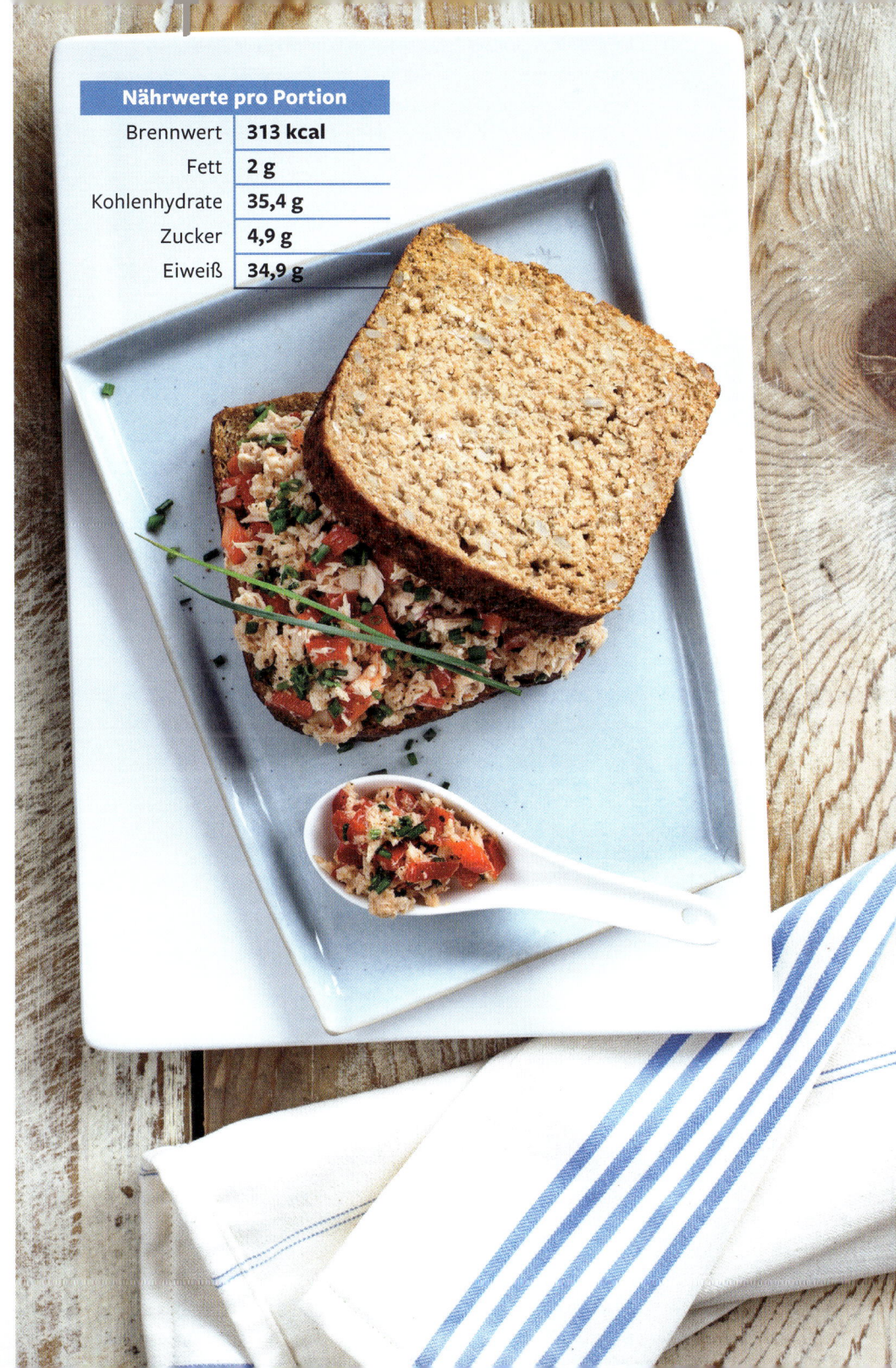

Nährwerte pro Portion	
Brennwert	**313 kcal**
Fett	**2 g**
Kohlenhydrate	**35,4 g**
Zucker	**4,9 g**
Eiweiß	**34,9 g**

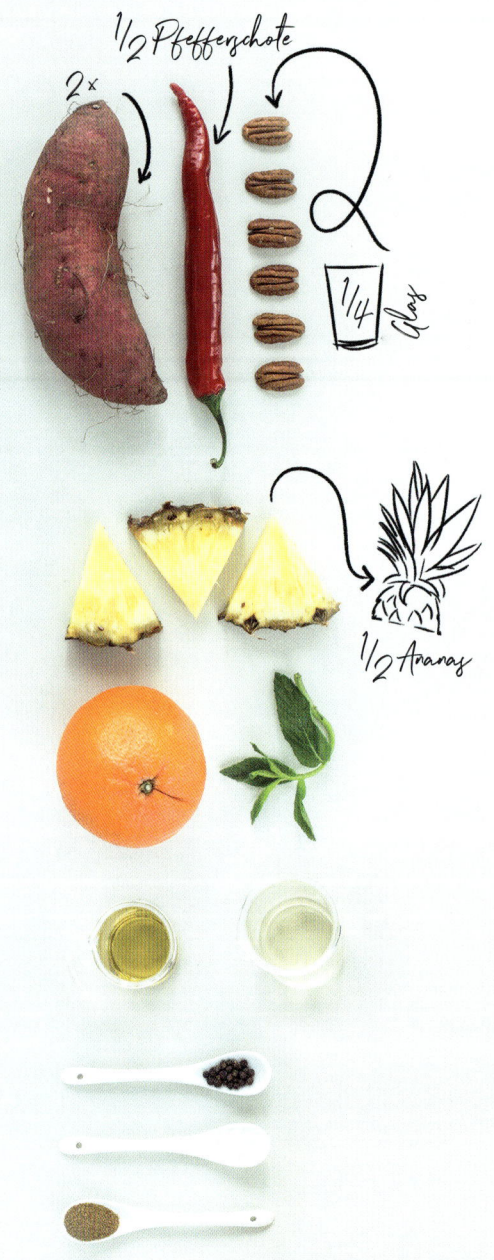

½ Pfefferschote

2×

¼ Glas

½ Ananas

Süßkartoffelsalat

Zutaten für 3 Portionen
2 große Süßkartoffeln
½ Pfefferschote
½ frische Ananas
¼ Glas Pekannüsse
1 EL Pfefferminzblätter

Soße
4 EL Olivenöl
2 EL Weißweinessig
1 TL Kreuzkümmelpulver
1 EL frische Orangenrinde
Salz und Pfeffer nach Belieben

1 Heizen Sie den Ofen auf 200 °C vor.
2 Schälen Sie die Kartoffeln, und schneiden Sie diese in mundgerechte Stücke.
3 Breiten Sie die Kartoffeln auf einem Backpapier aus, und bepinseln Sie sie mit ein wenig Öl.
4 Backen Sie die Kartoffeln zusammen mit den Pekannüssen für etwa 30 Minuten, bis sie leicht gebräunt sind.
5 Vermischen Sie das übrige Öl, den Essig, das Kreuzkümmelpulver, die Orangenrinde, Salz und Pfeffer zu einer Soße.
6 Schneiden Sie die Pfefferschote in feine Scheiben und die Ananas in kleine Stücke, bevor Sie beide Zutaten mit den Kartoffeln und Nüssen in eine große Schüssel geben.
7 Richten Sie den Salat an, und streuen Sie die Pfefferminzblätter grob geschnitten darüber.

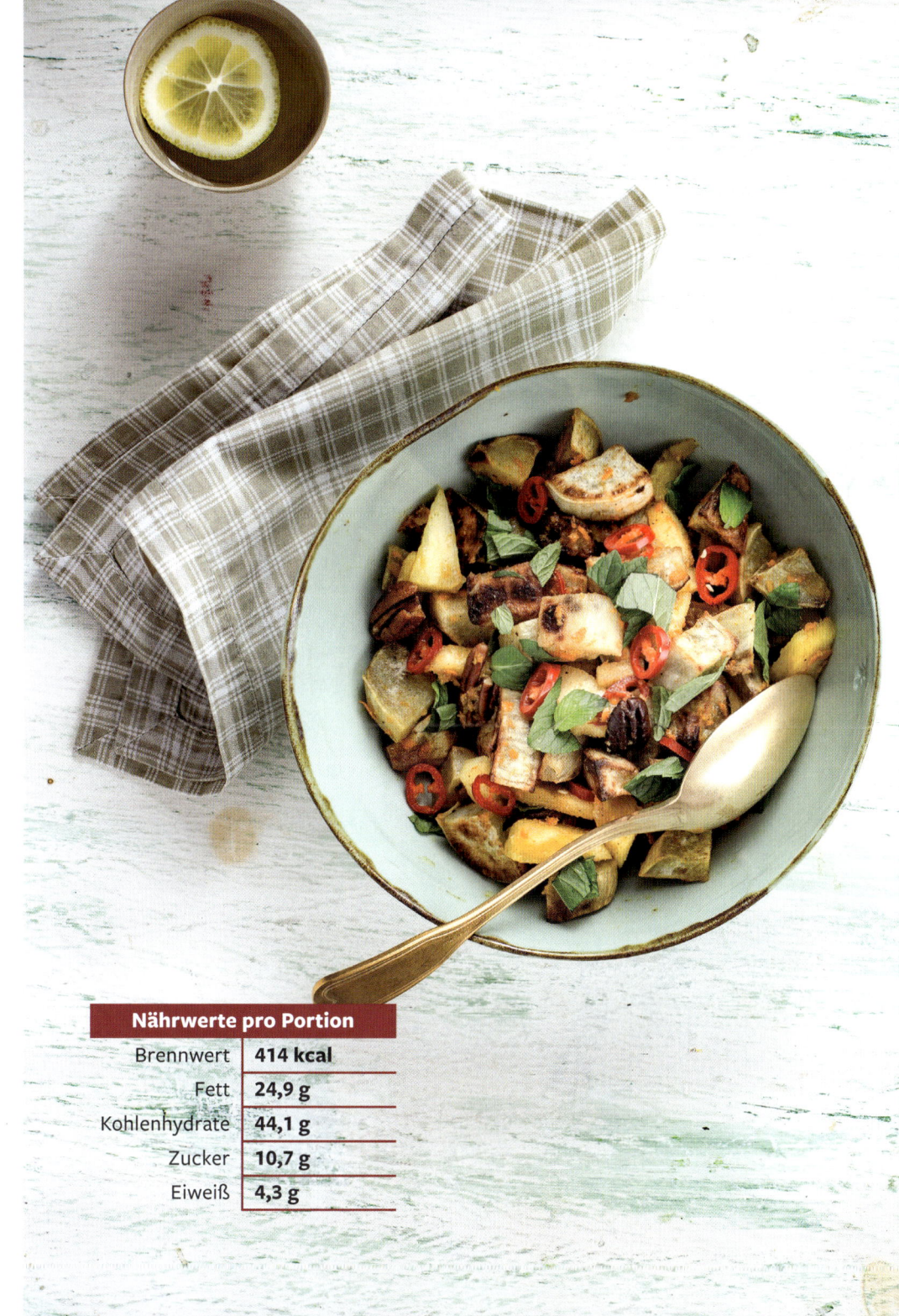

Nährwerte pro Portion	
Brennwert	**414 kcal**
Fett	**24,9 g**
Kohlenhydrate	**44,1 g**
Zucker	**10,7 g**
Eiweiß	**4,3 g**

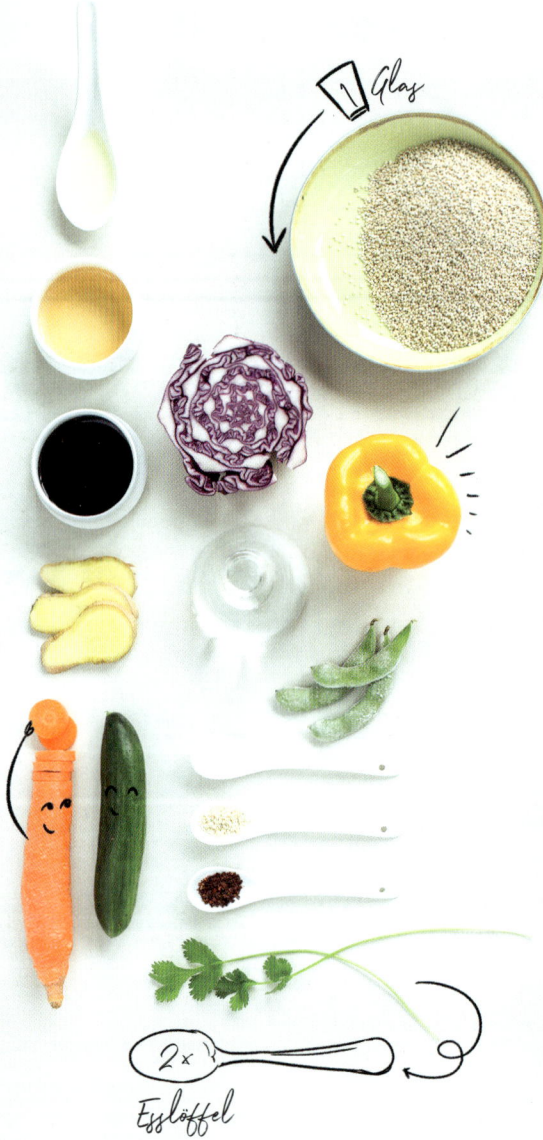

1 Glas

2x
Esslöffel

Quinoasalat

Zutaten für 2 Portionen

1 Glas Quinoa
2 Gläser Wasser
1 Glas fein geschnittener Rotkohl
1 Glas gelbe Peperoni, gewürfelt
1 Glas Edamame
½ Glas geriebene Karotten
1 Glas gewürfelte Salatgurken

Soße

3 EL Sojasoße
1 EL Sesamöl
1 EL Weißweinessig
2 EL frischer Koriander, fein geschnitten
½ TL frischer Ingwer, geraffelt
1 TL Sesam
1 Prise Chili-Flocken
Salz und Pfeffer nach Belieben

1 Kochen Sie das Quinoa auf, und lassen Sie es für 15 Minuten (oder bis das Wasser absorbiert ist) bei geringer Hitze weiterkochen.

2 Geben Sie den Rotkohl, die Peperoni, das Edamame, die Karotten und die Gurken in eine Schüssel, und mischen Sie das Gemüse mit dem Quinoa.

3 Richten sie die Soße in einer kleinen Schüssel an. Mischen Sie dazu alle Zutaten zusammen, und gießen Sie die Soße dann über den Salat.

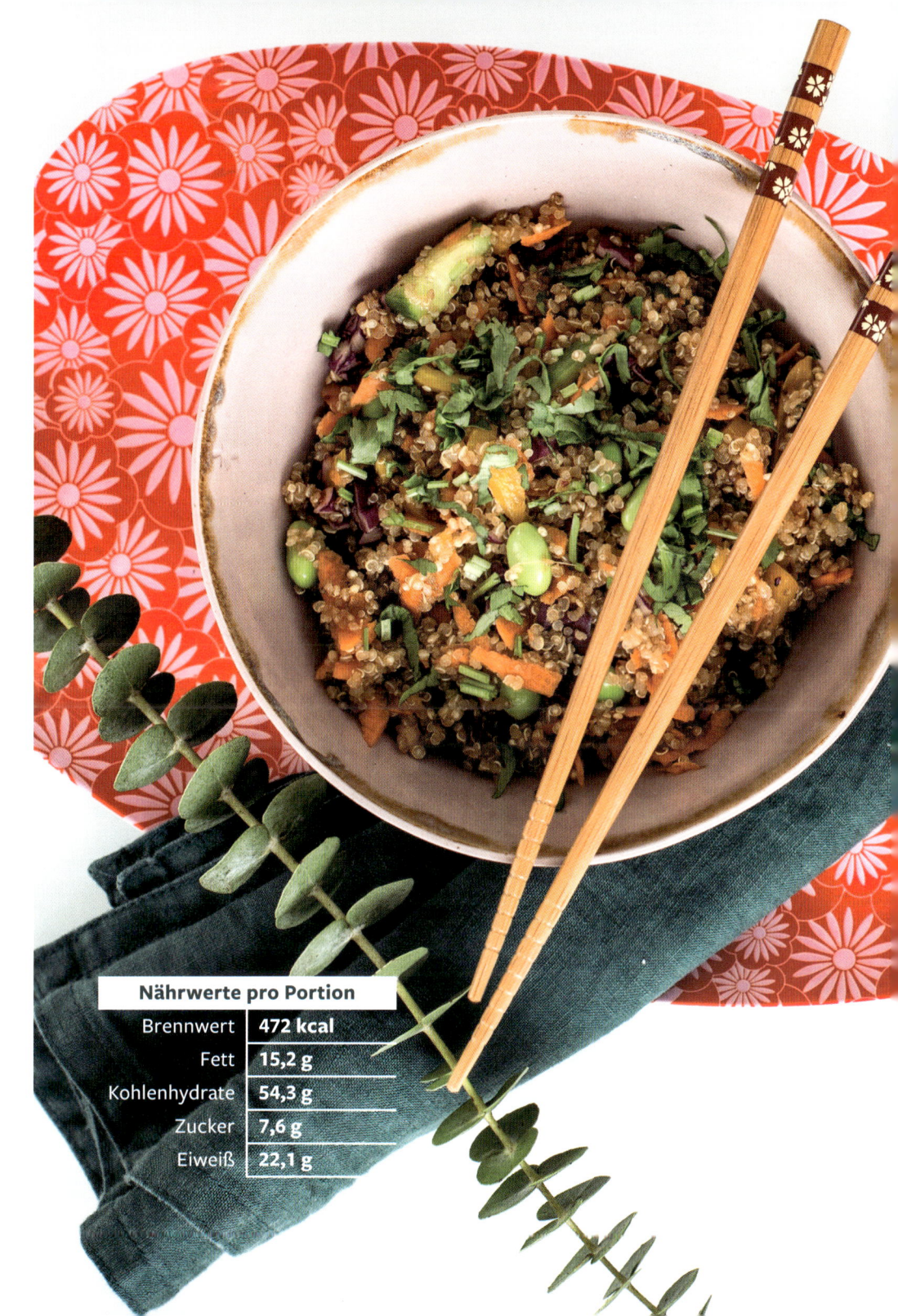

Nährwerte pro Portion	
Brennwert	**472 kcal**
Fett	**15,2 g**
Kohlenhydrate	**54,3 g**
Zucker	**7,6 g**
Eiweiß	**22,1 g**

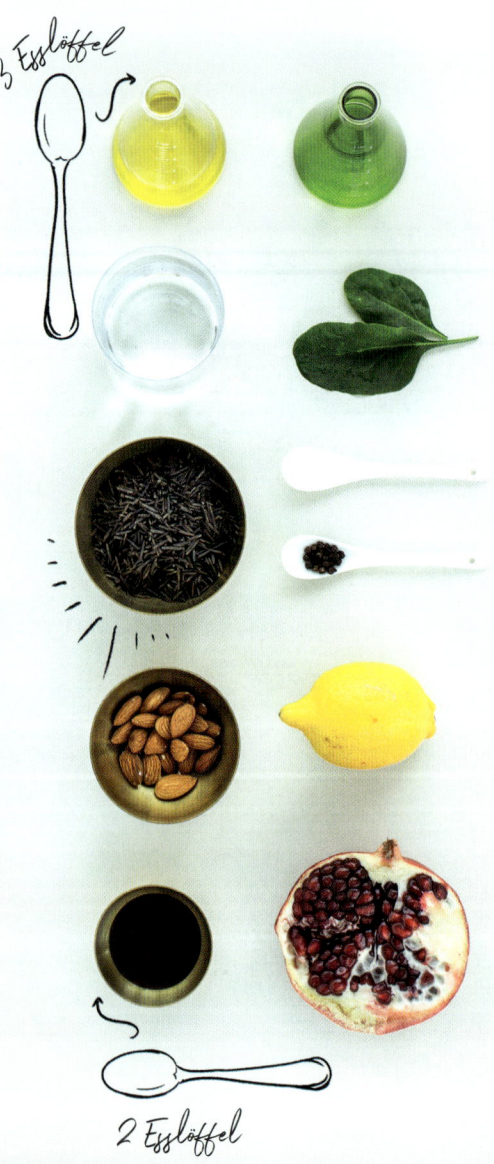

3 Esslöffel

2 Esslöffel

Wildreissalat

Zutaten für 2 Portionen
1 Glas Wildreis
2 Gläser Wasser
2 Handvoll Babyspinat
½ Glas Granatapfelkerne
¼ Glas geröstete Mandeln

Soße
3 EL Olivenöl
2 EL Granatapfelsirup
½ Zitrone
Salz und Pfeffer nach Belieben

1 Kochen Sie den Reis mit dem Wasser in einer Pfanne auf kleiner Hitze, bis die Flüssigkeit verdampft ist.
2 Legen Sie die gewaschenen Spinatblätter in eine Schüssel, und geben Sie den abgekühlten Reis und die Granatapfelkerne dazu.
3 Mischen Sie in einer kleinen Schale das Öl mit dem Granatapfelsirup und dem Zitronensaft.
4 Würzen Sie mit Salz und Pfeffer, und gießen Sie die Soße über den Salat.
5 Toasten Sie die Mandeln, bevor Sie sie in kleine Stücke brechen und über den fertigen Salat streuen.

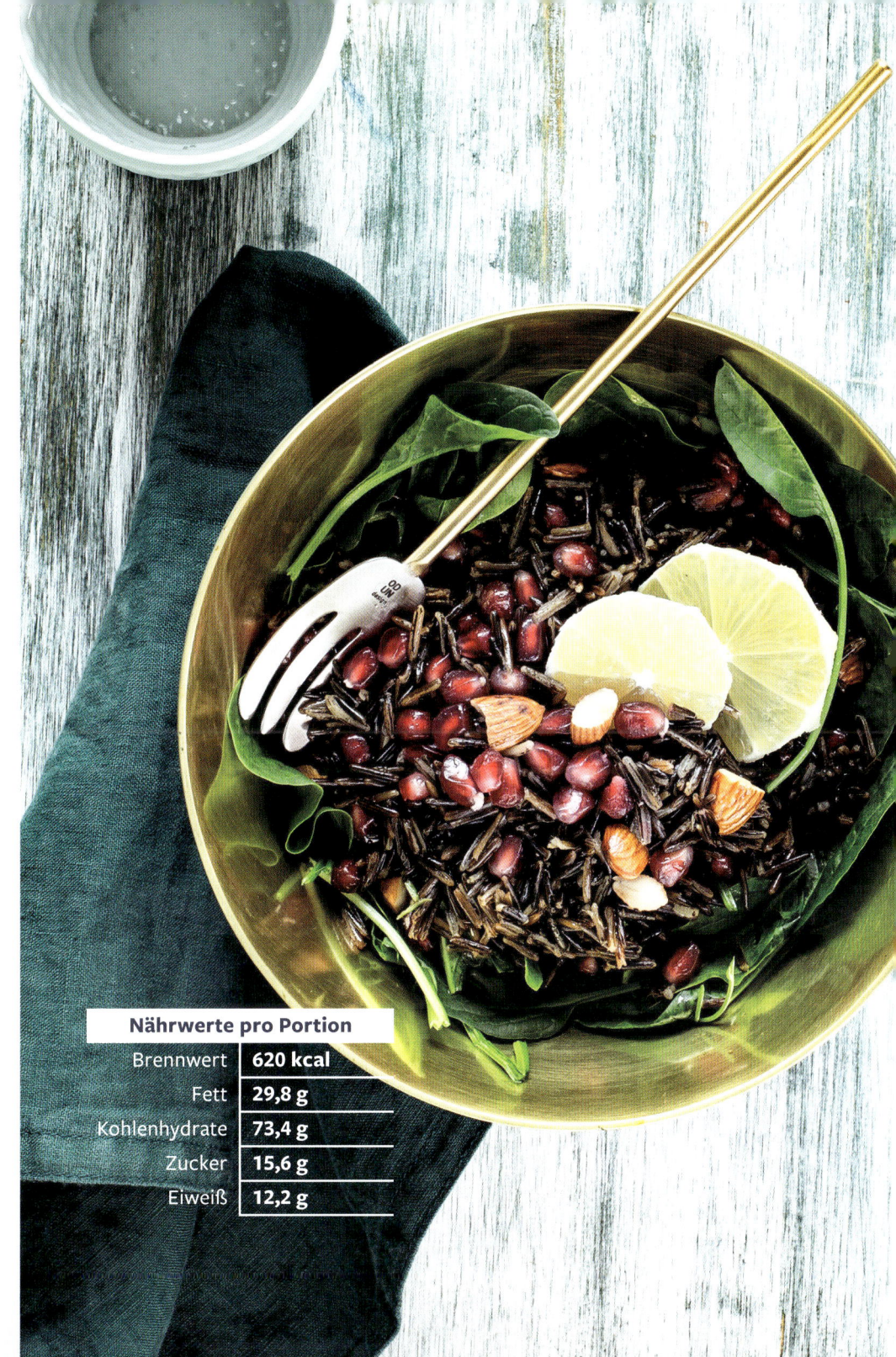

Nährwerte pro Portion	
Brennwert	**620 kcal**
Fett	**29,8 g**
Kohlenhydrate	**73,4 g**
Zucker	**15,6 g**
Eiweiß	**12,2 g**

Mittagessen für unterwegs

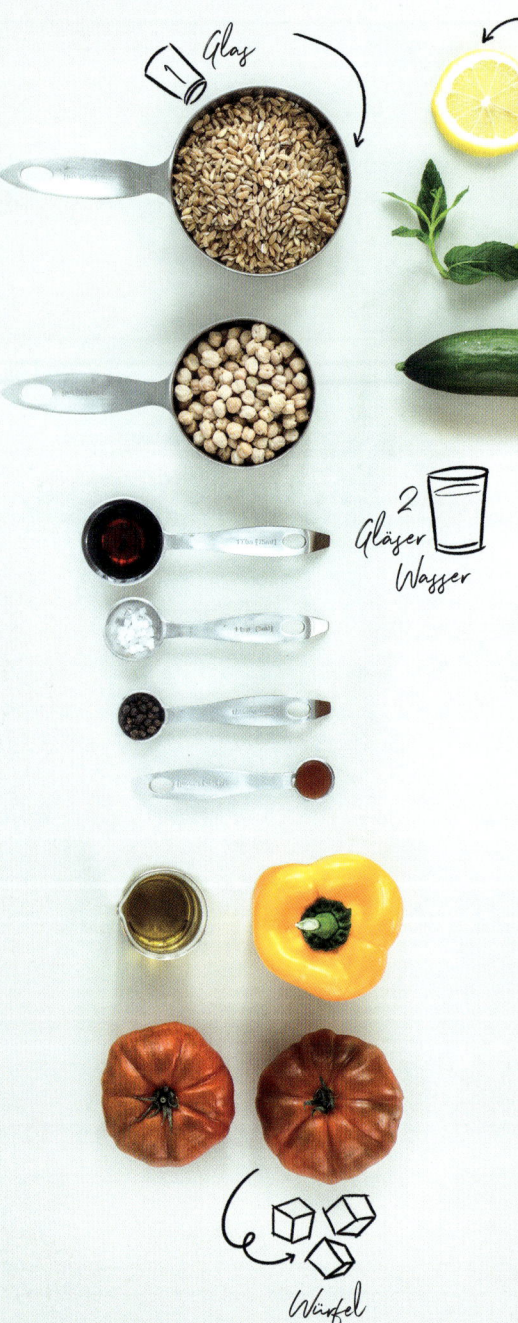

1 Glas

½ Zitrone

2 Gläser Wasser

Würfel

Buchweizensalat

Zutaten für 2 Portionen
1 Glas Buchweizen
2 Gläser Wasser
2 Tomaten
½ Glas Ruccola, fein gehackt
⅓ Glas frische Pfefferminzblätter,
fein gehackt
½ gelbe Peperoni
1 Glas Gurkenwürfel
1 Glas gekochte Kichererbsen

Soße
½ Zitrone
3 EL Öl
1 EL Granatapfelsirup
1 TL Chilisoße
Salz und Pfeffer nach Belieben

1 Kochen Sie den Buchweizen mit
geringer Hitze, bis das Wasser verdampft ist.
2 Schälen Sie die Tomaten, und
schneiden Sie diese in kleine Würfel.
3 Fügen Sie das restliche gehackte
Gemüse zum Buchweizen und den
Tomaten.
4 Vermischen Sie den Zitronensaft
mit dem Öl und dem Granatapfelsirup,
und würzen Sie die Salatsoße mit Salz,
Pfeffer und der Chilisoße.

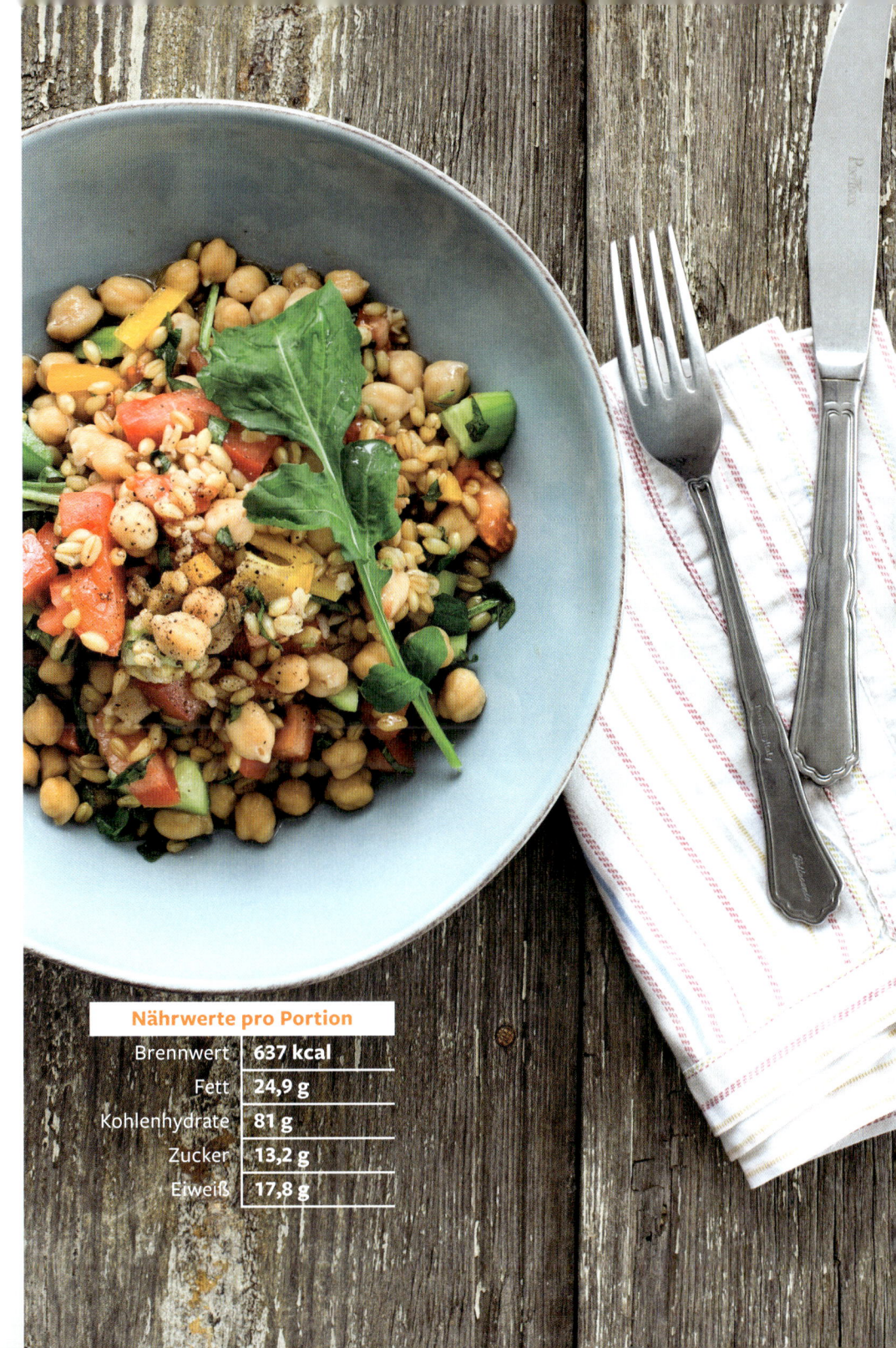

Nährwerte pro Portion	
Brennwert	**637 kcal**
Fett	**24,9 g**
Kohlenhydrate	**81 g**
Zucker	**13,2 g**
Eiweiß	**17,8 g**

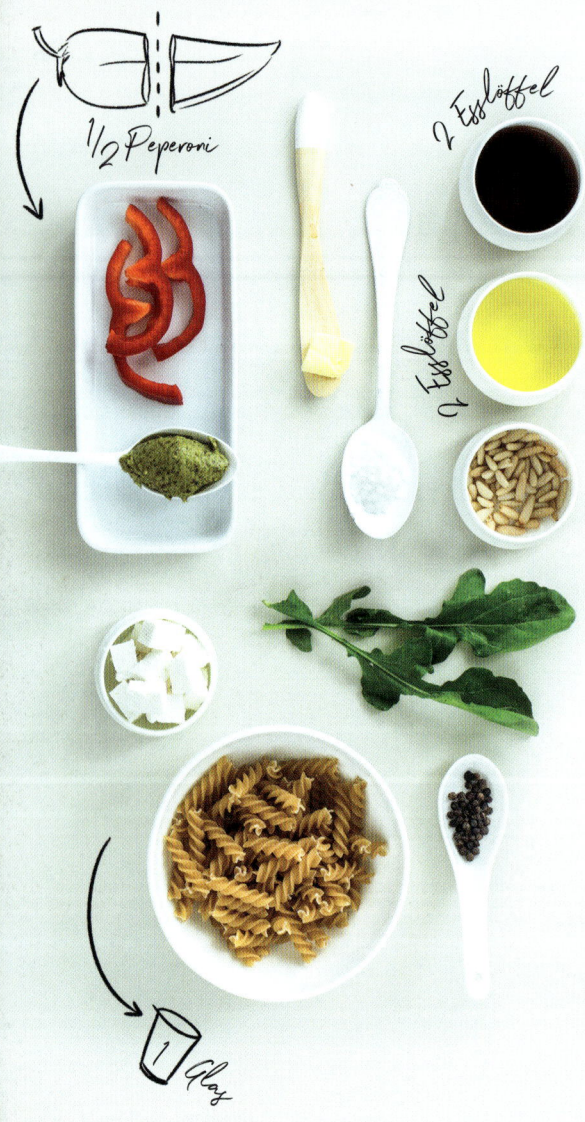

½ Peperoni

2 Esslöffel

2 Esslöffel

1 Glas

Vollkornteigwarensalat

Zutaten für 1 Portion

1 Glas Vollkornteigwaren
½ rote Peperoni
1 EL geröstete Pinienkerne
1 Glas grob geschnittener Rucola
½ Glas fettarme Feta-Würfel
1 TL Butter (wird nicht mitgegessen)

Für die Soße

1 TL Pesto
2 EL Olivenöl
2 EL Balsamico
Salz und Pfeffer nach Belieben

1 Kochen Sie die Teigwaren, bis sie bissfest sind.

2 Schneiden Sie die Peperoni in kleine Würfel, und rösten Sie die Pinienkerne mit ein wenig Butter in einer Pfanne goldbraun.

3 Schütten Sie die Kerne auf Haushaltspapier, und reiben Sie das Fett weg.

4 Richten Sie in einer kleinen Schüssel die Soße an, indem Sie das Pesto mit dem Olivenöl und dem Balsamico verrühren. Würzen Sie mit Salz und Pfeffer, und gießen Sie die Soße über die gesamten Zutaten, sobald die Teigwaren abgekühlt sind.

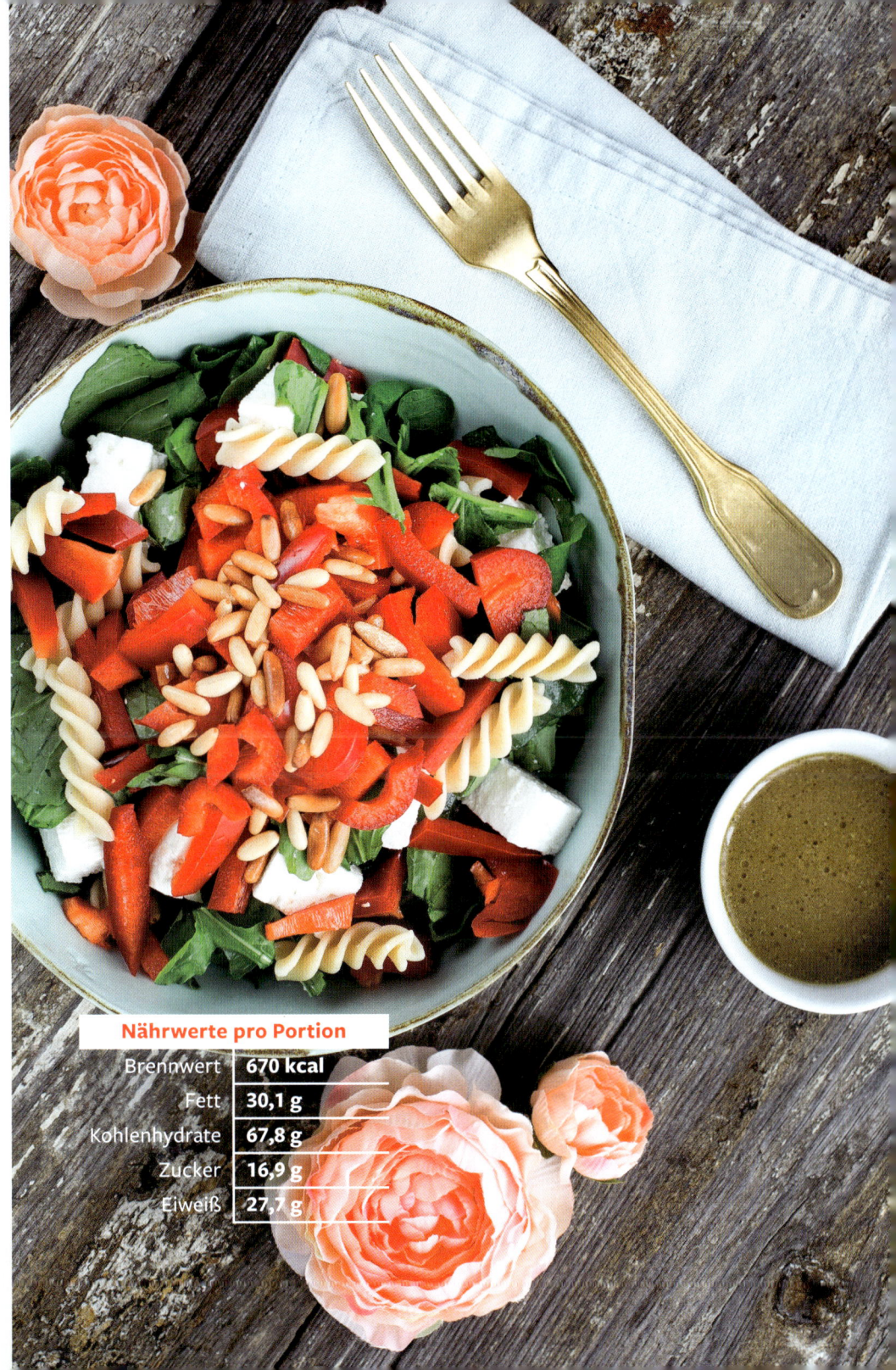

Nährwerte pro Portion

Brennwert	**670 kcal**
Fett	**30,1 g**
Kohlenhydrate	**67,8 g**
Zucker	**16,9 g**
Eiweiß	**27,7 g**

Schritt 7
Gesunde Zwischen-mahlzeiten

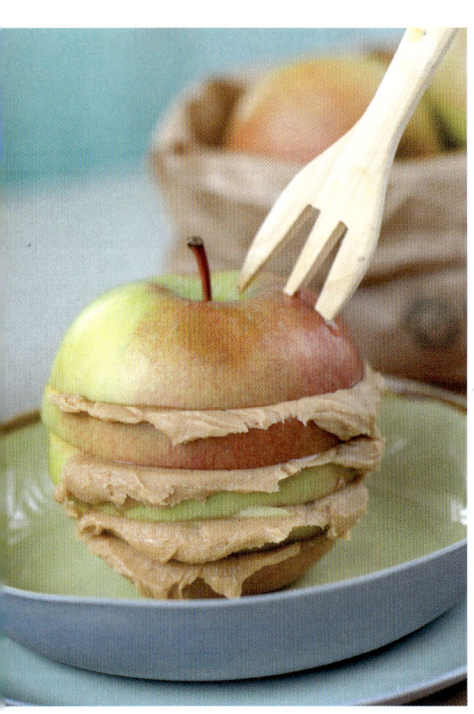
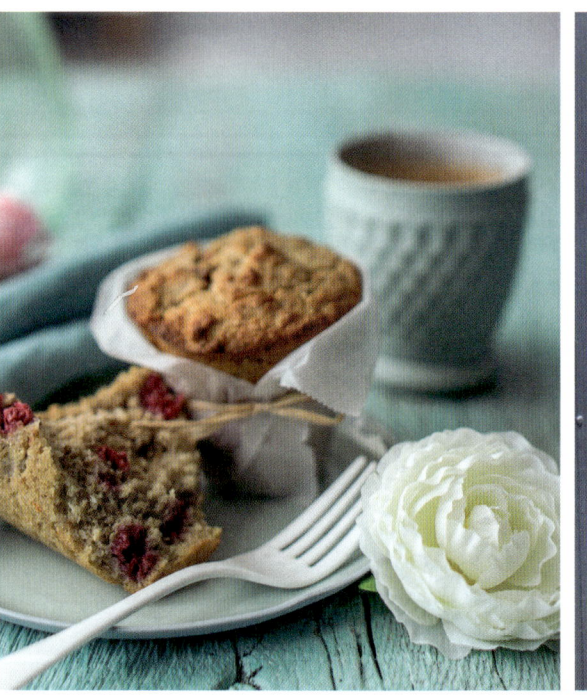

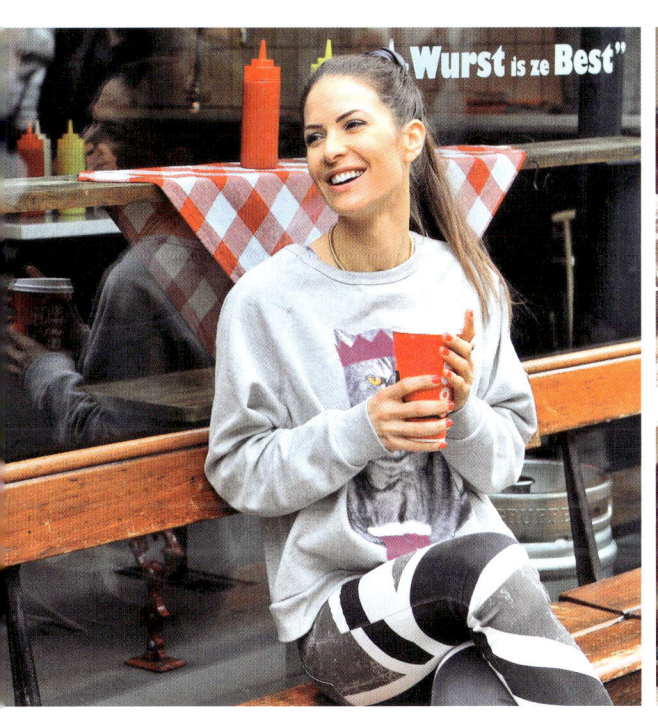

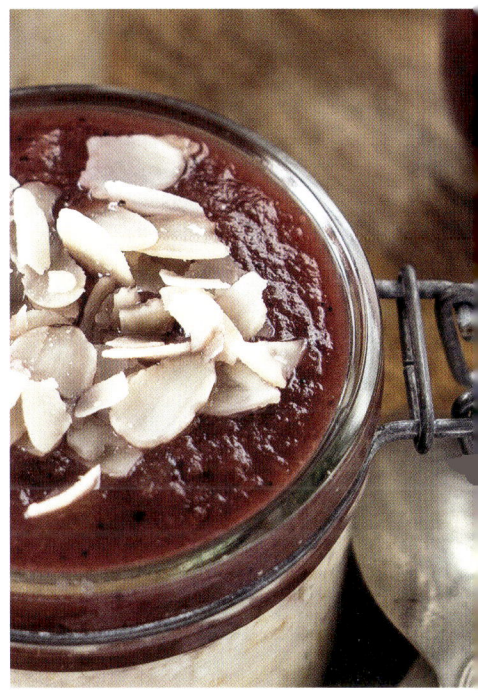

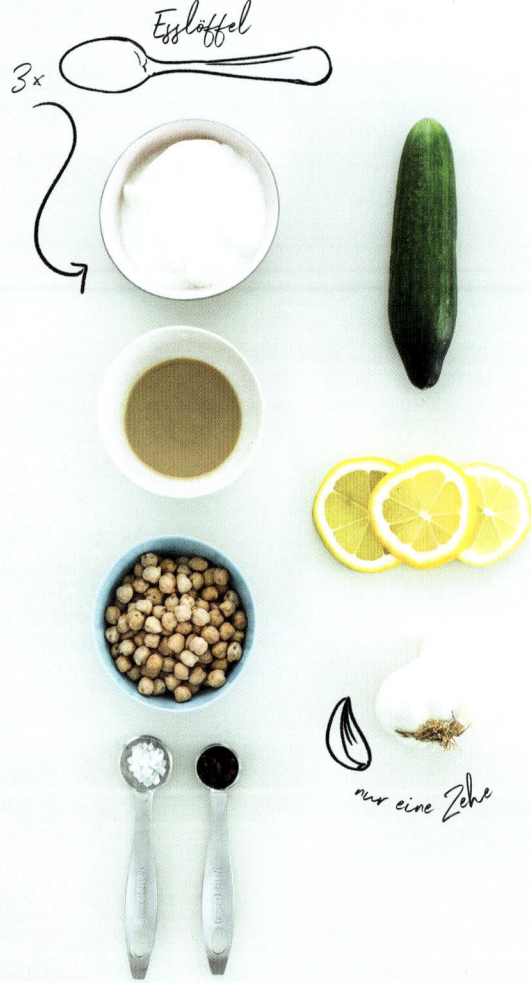

Esslöffel

3x

nur eine Zehe

Gurken-Stängel mit Hummus

Zutaten für 2 Portionen

1 Glas Kichererbsen
1 EL Tahini
3 EL Magerjoghurt
1 Knoblauchzehe
¼ Zitrone
Salz und Pfeffer nach Belieben
1 Glas grüne Gurken in Stäbchen geschnitten

1 Lassen Sie die Kichererbsen über Nacht in Wasser quellen.
2 Kochen Sie die aufgequollenen Kichererbsen, und lassen Sie die Flüssigkeit durch ein Sieb ablaufen. Fangen Sie das Wasser in einer Tasse auf.
3 Schälen Sie die Kichererbsen, und geben Sie diese mit dem Tahini, dem Magerjoghurt, der Knoblauchzehe und dem Zitronensaft in den Mixer, und pürieren Sie das Ganze.
4 Fügen Sie beim Mischen immer wieder einen EL der Flüssigkeit hinzu, bis der Hummus die erwünschte Konsistenz erreicht hat. Würzen Sie den Dip mit Salz und Pfeffer.
5 Rollen Sie den Hummus in die Gurkenstäbchen.

Hummus passt auch gut zu Sellerie.

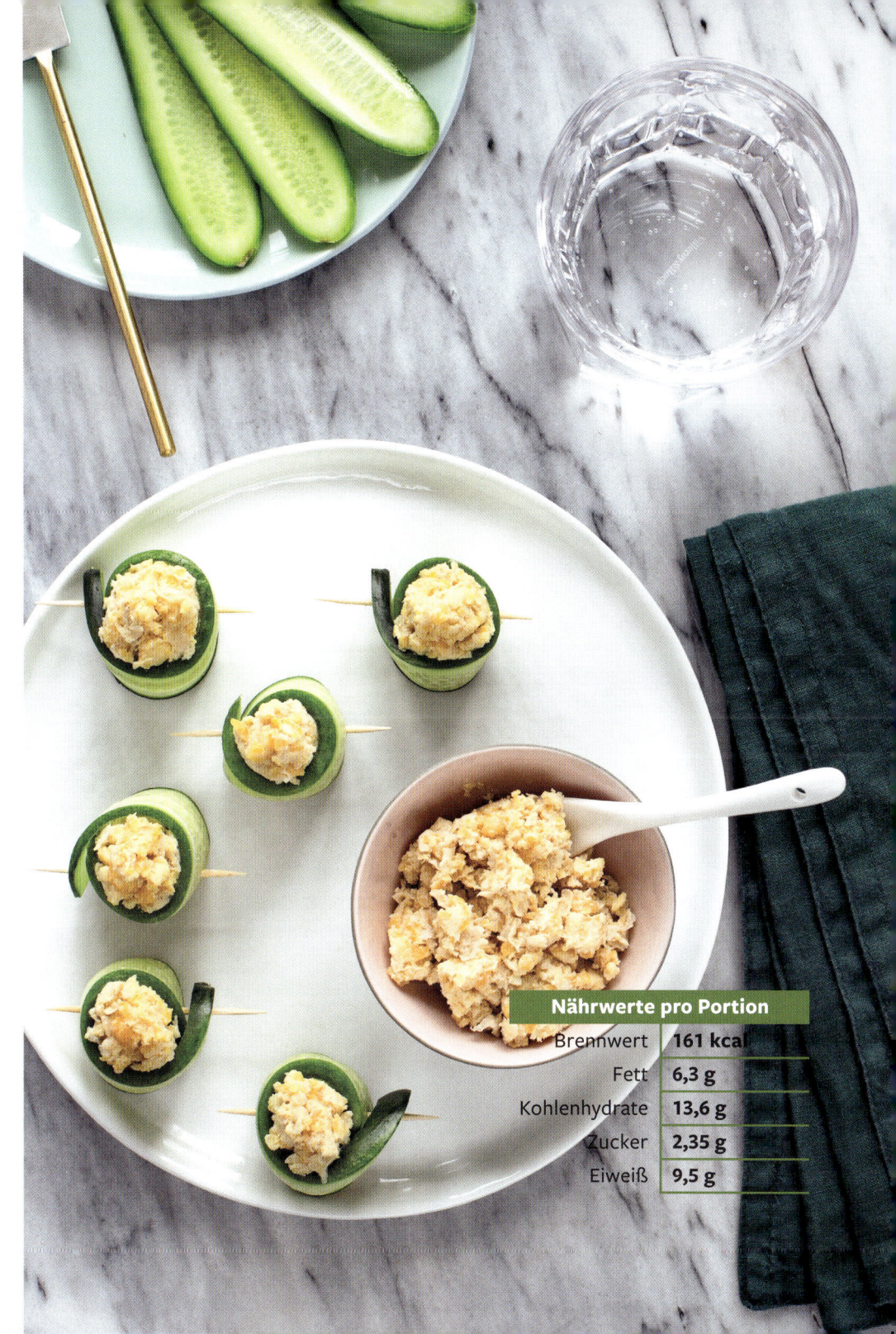

Nährwerte pro Portion	
Brennwert	**161 kcal**
Fett	**6,3 g**
Kohlenhydrate	**13,6 g**
Zucker	**2,35 g**
Eiweiß	**9,5 g**

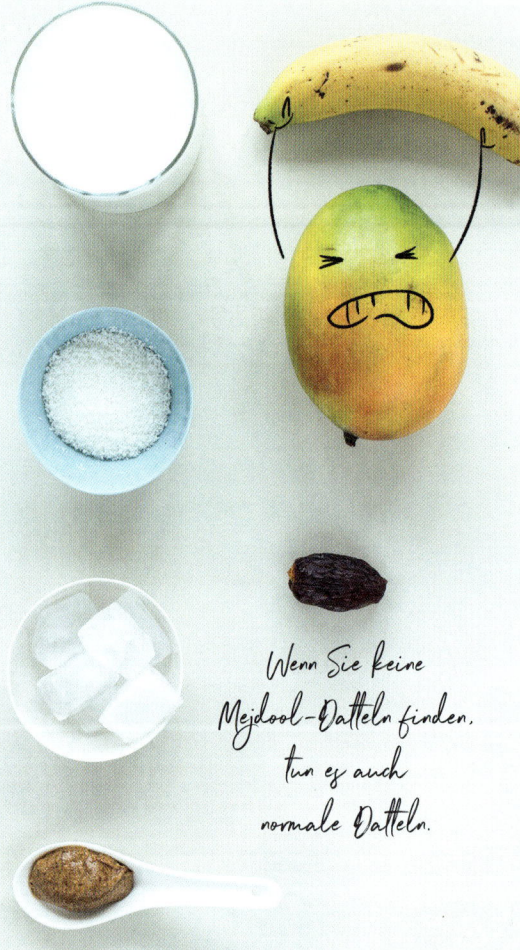

Wenn Sie keine Mejdool-Datteln finden, tun es auch normale Datteln.

Smoothie

Zutaten für 1 Portion

1 Glas Mandelmilch
1 Banane
1 Mango
1 EL Mandelbutter
1 Mejdool-Dattel (aus dem Supermarkt)
1 EL Kokosraspel
4–6 Eiswürfel

1 Alle Zutaten in der Küchenmaschine mixen und entweder sofort trinken oder in eine Flasche abfüllen.

Dieser Smoothie schmeckt himmlisch! Wenn Sie ihn zu einer Mahlzeit ausbauen wollen, mischen Sie einfach einen EL Vanille-Proteinpulver dazu.

Streuen Sie die Kokosraspel über Ihren Drink. Sie können Früchte nach Saison verwenden. Ausgezeichnet schmecken frische Ananas, Pfirsich, Blaubeeren oder Erdbeeren.

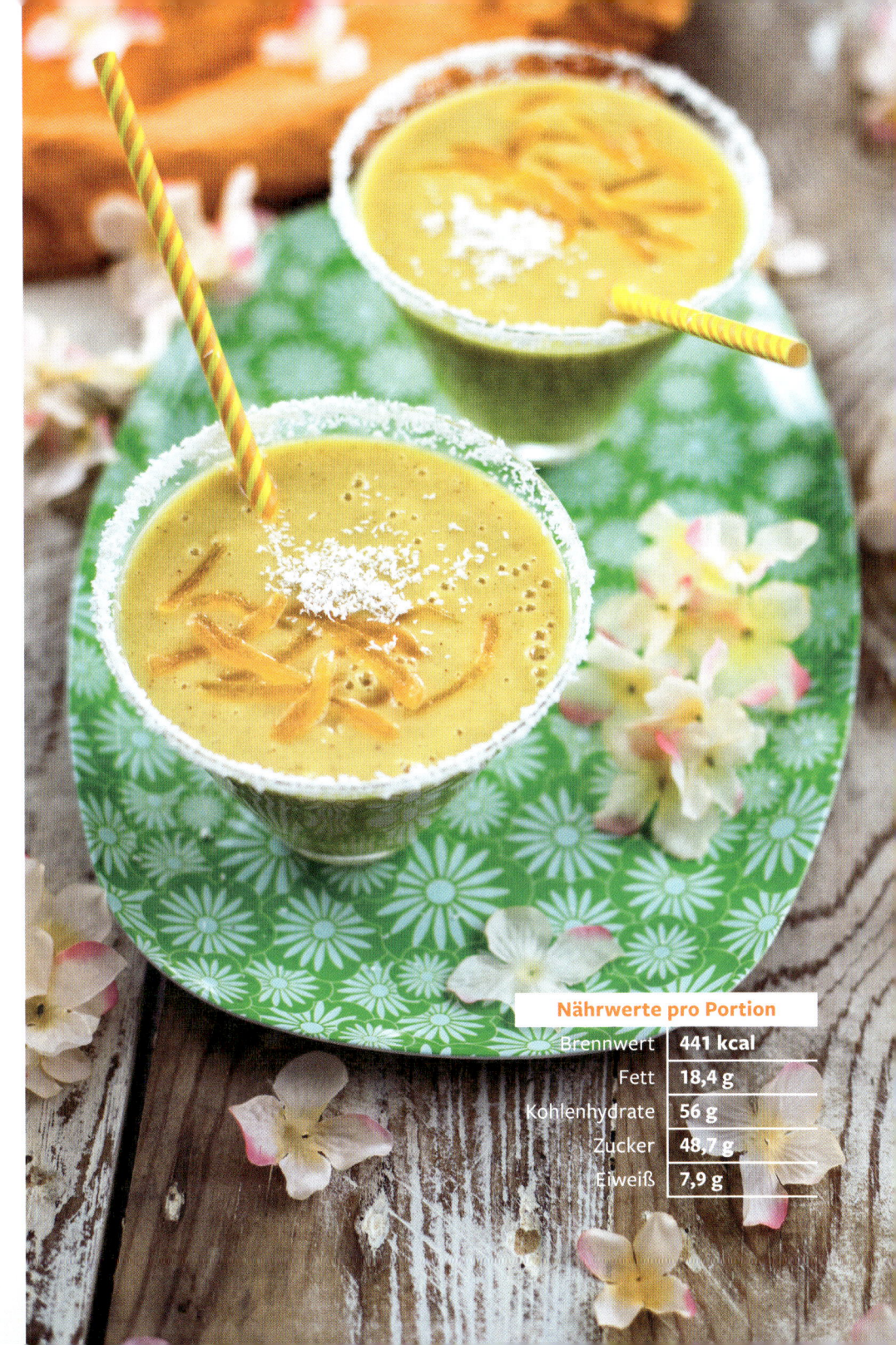

Nährwerte pro Portion	
Brennwert	**441 kcal**
Fett	**18,4 g**
Kohlenhydrate	**56 g**
Zucker	**48,7 g**
Eiweiß	**7,9 g**

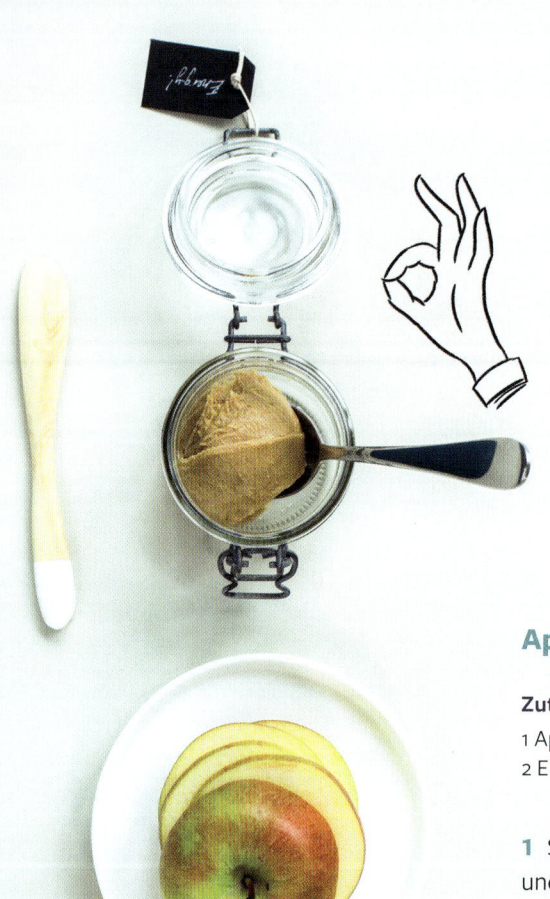

Apfel mit Erdnussbutter

Zutaten für 1 Portion
1 Apfel
2 EL Erdnussbutter

1 Schneiden Sie einen Apfel in Stücke, und tunken Sie diese in die Erdnussbutter. Diese Zwischenmahlzeit lässt sich ganz schnell vorbereiten. Sie kombiniert gesunde Kohlenhydrate mit guten Fetten und wertvollen Proteinen.

Ein idealer kleiner Imbiss, etwa zwei Stunden bevor Sie zum Sport gehen.

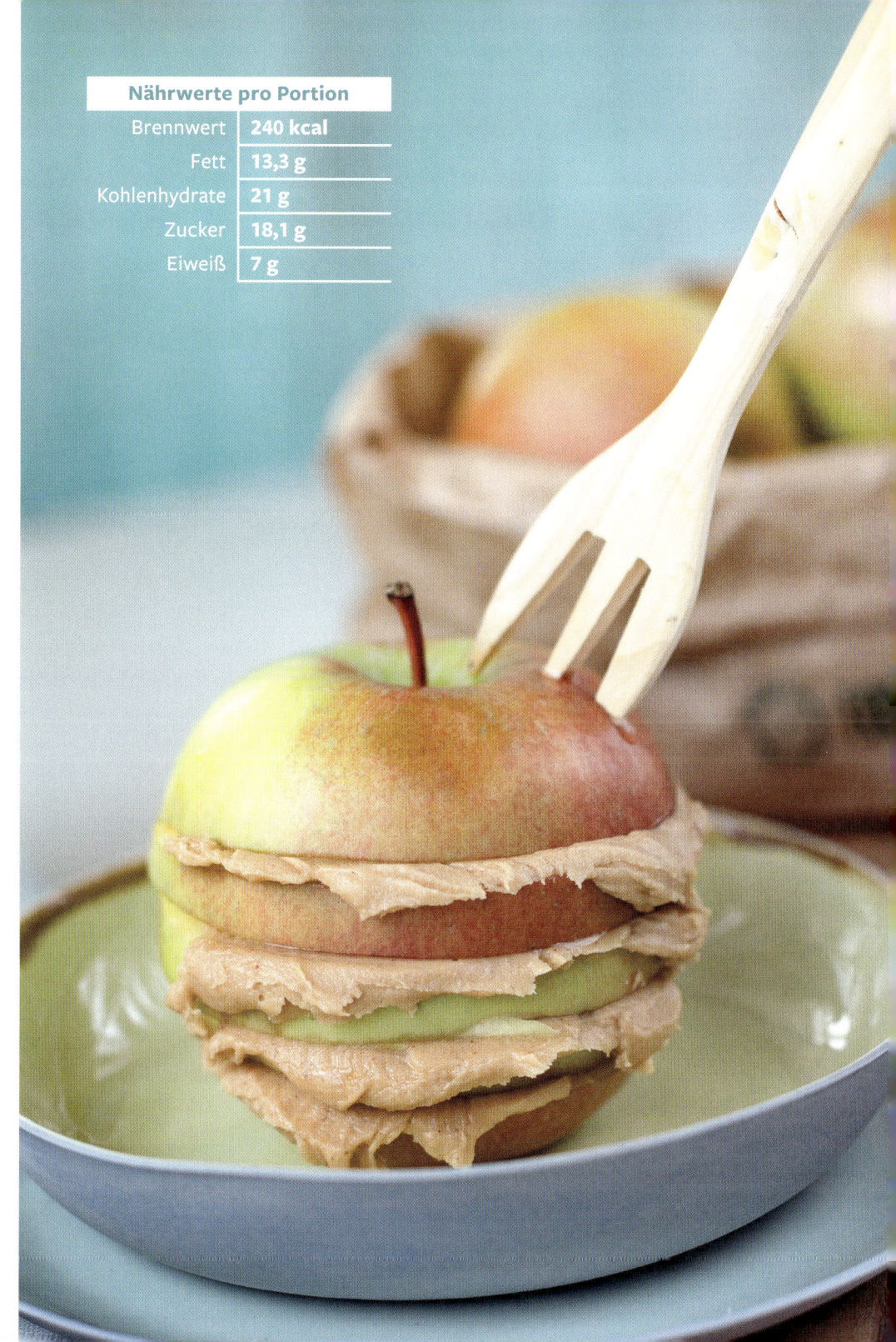

Nährwerte pro Portion	
Brennwert	**240 kcal**
Fett	**13,3 g**
Kohlenhydrate	**21 g**
Zucker	**18,1 g**
Eiweiß	**7 g**

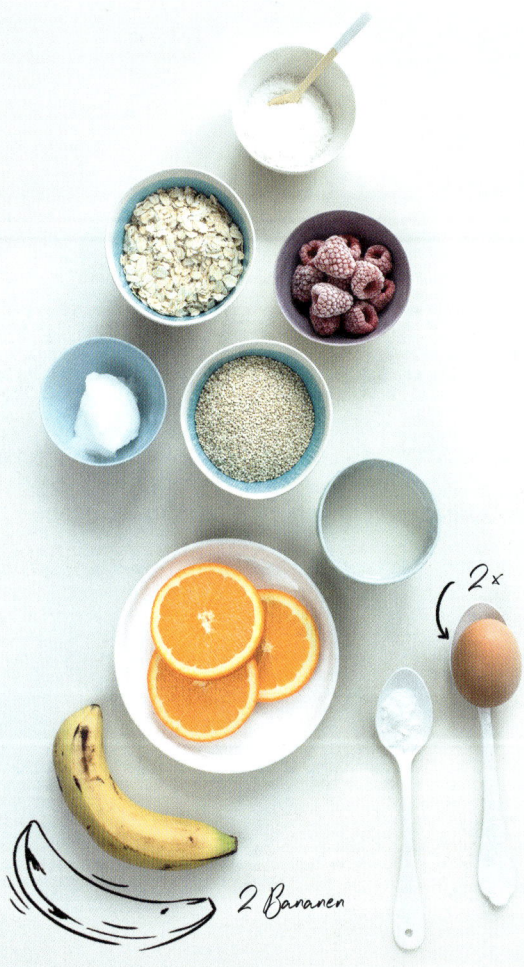

2x

2 Bananen

Quinoa-Muffins

Zutaten für 6 Muffins
1 Glas gemahlene Haferflocken
1 Glas Quinoa
1 Glas Mandelmilch
2 große Bananen
2 Eier
2 EL Kokosnussöl
2 EL geraffelte Kokosnussraspel
1 EL geraffelte Orangenrinde und
Orangensaft
1 EL Backpulver
1 Glas frische Himbeeren

1 Sie brauchen ein bisschen mehr als
ein Glas Haferflocken, um ein Glas
Mehl zu erhalten. Mischen Sie dieses in
einer großen Schüssel zusammen mit
dem Quinoa und der Mandelmilch.
2 Heizen Sie den Ofen auf 180 °C vor.
Dann drücken Sie mit einer Gabel die
reifen Bananen zu Brei und geben den
Rest der Zutaten hinzu.
3 Füllen Sie den Teig in eine Silikon-
Backform für Muffins, dann kleben sie
nach dem Abkühlen nicht.
4 Backen Sie die Muffins für etwa
20–25 Minuten bei 200 °C.

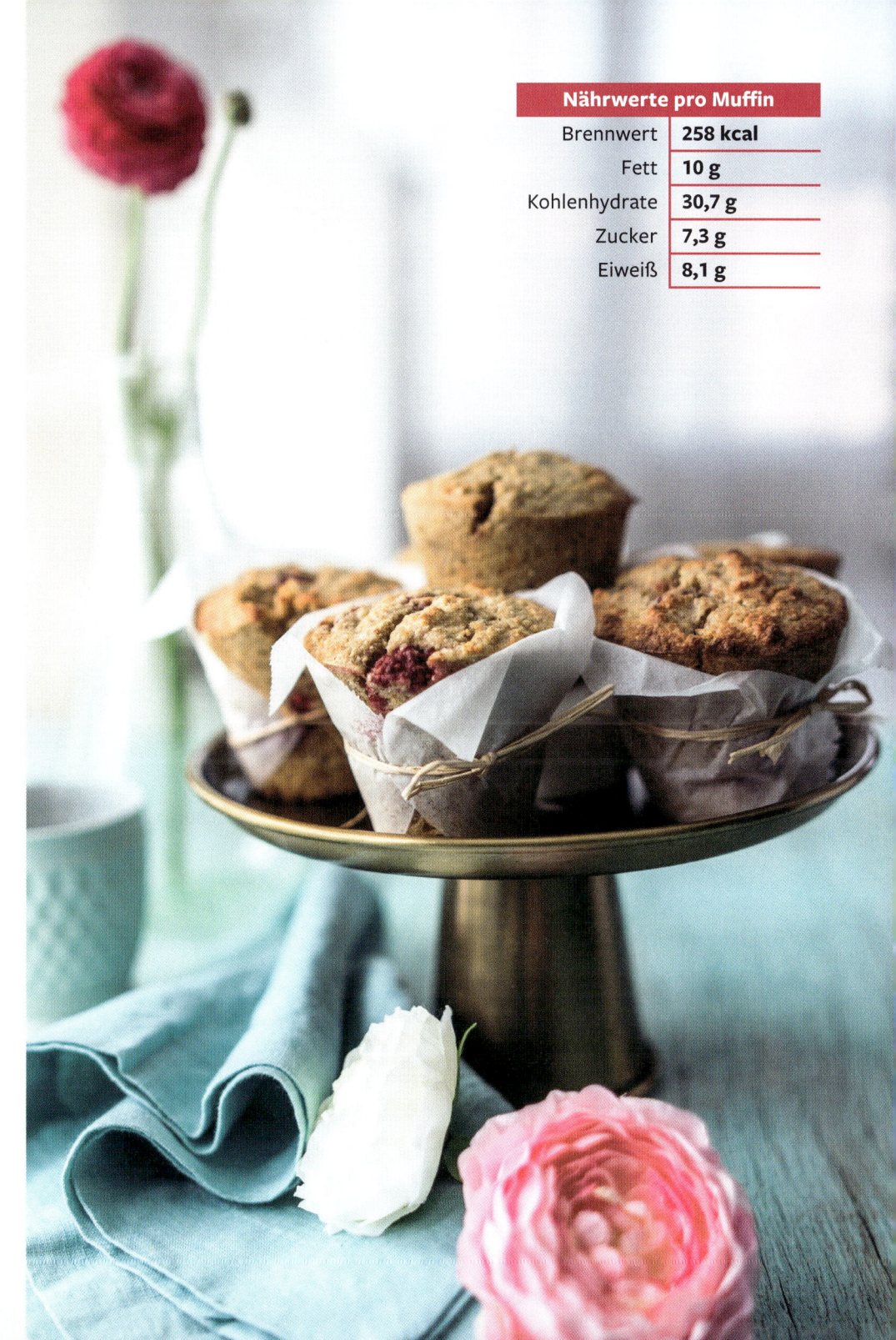

Nährwerte pro Muffin	
Brennwert	**258 kcal**
Fett	**10 g**
Kohlenhydrate	**30,7 g**
Zucker	**7,3 g**
Eiweiß	**8,1 g**

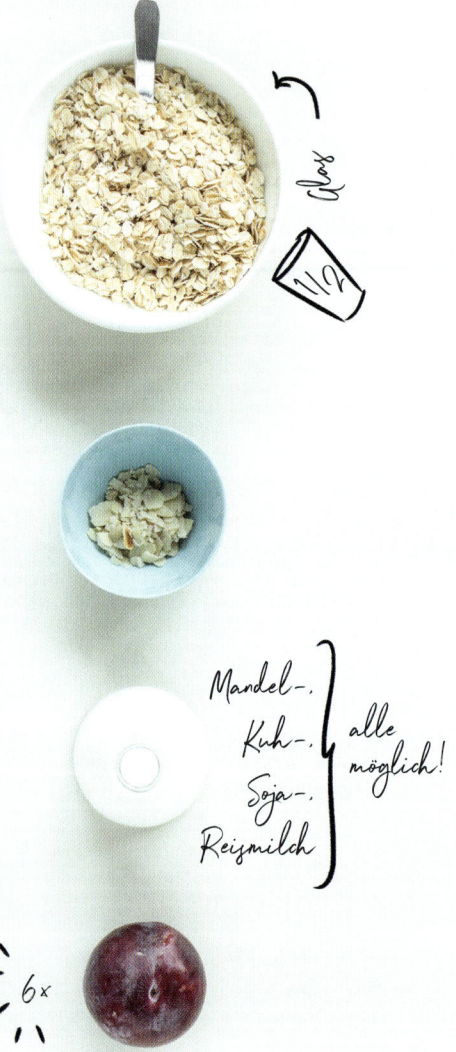

Glas

1/2

Mandel-,
Kuh-,
Soja-,
Reismilch

alle
möglich!

6x

Haferflockendessert

Zutaten für 2 Portionen
½ Glas Haferflocken
1 Glas Kokosnussmilch
6 reife Pflaumen
1 TL Mandelscheiben

1 Weichen Sie die Haferflocken am
Vorabend in der Milch ein, damit sie
schön weich werden. Ich empfehle
Ihnen, ein Marmeladenglas zu verwenden, sodass Sie das Glas mit einem
Deckel verschließen und das Dessert
ins Büro mitnehmen können.
2 Kochen Sie die Pflaumen mit ein
wenig Wasser zu Kompott, und löffeln
Sie die Früchte auf die Haferflocken.
3 Streuen Sie die Mandelscheiben zur
Dekoration und für etwas mehr Biss
über die Früchte.

**Wenn Sie dieses Dessert im Winter
zubereiten wollen, können Sie
anstelle der Pflaumen auch einen
großen Apfel oder eine Birne verwenden.**

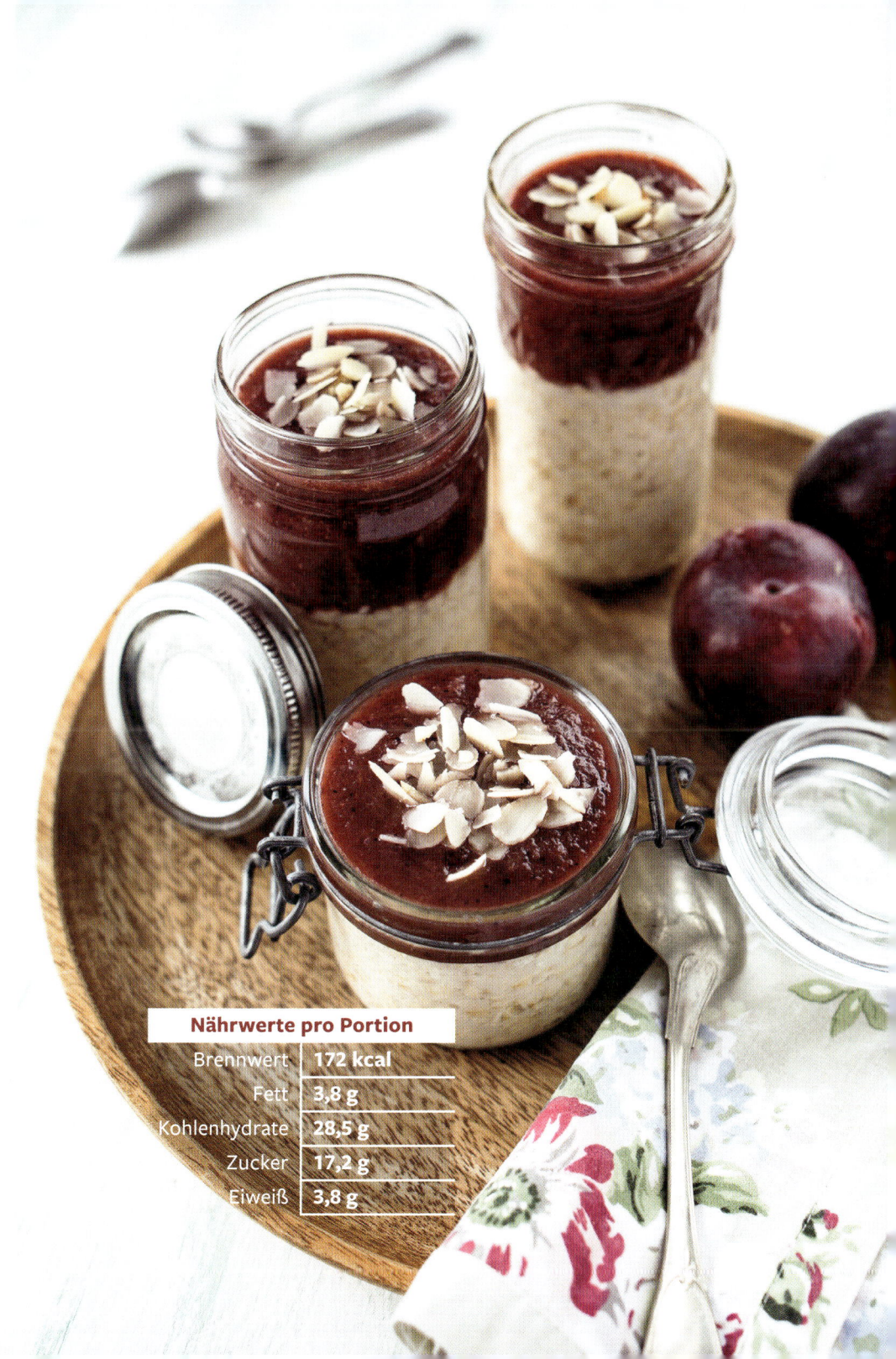

Nährwerte pro Portion	
Brennwert	**172 kcal**
Fett	**3,8 g**
Kohlenhydrate	**28,5 g**
Zucker	**17,2 g**
Eiweiß	**3,8 g**

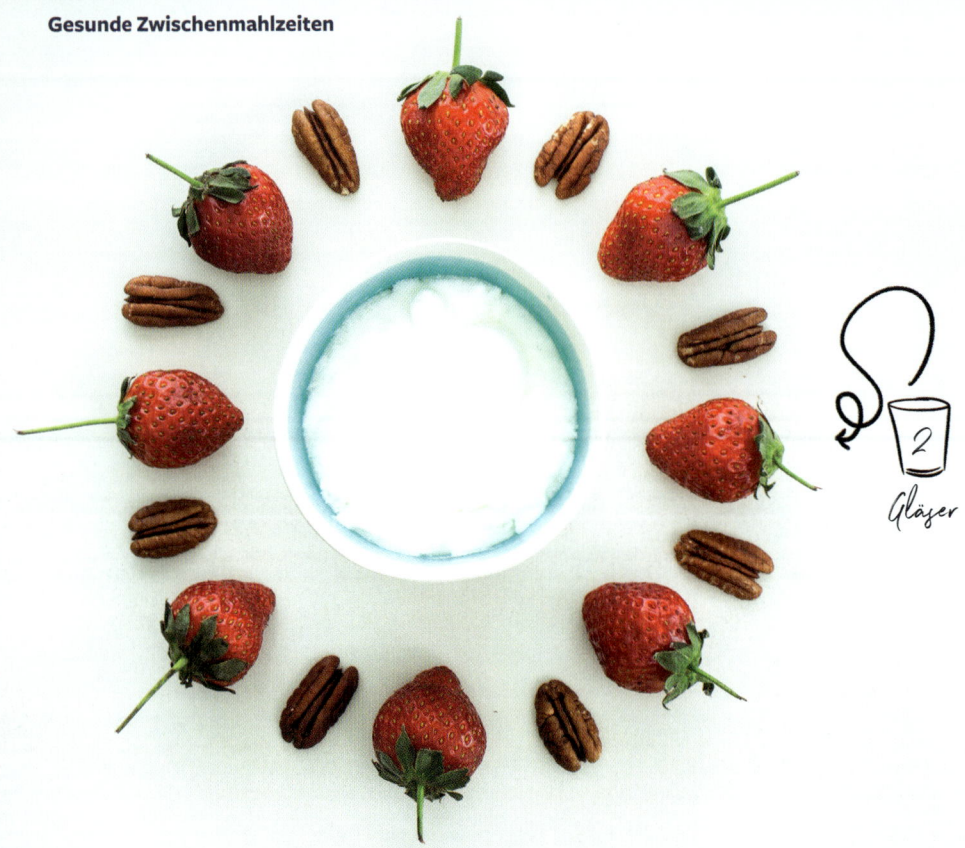

Erdbeerschale mit Joghurt

Zutaten für 1 Portion

2 Gläser Erdbeeren
1 Glas Magerjoghurt
8 Pekannüsse oder Baumnüsse

1 Schneiden Sie die gewaschenen Erdbeeren in Stücke, und servieren Sie diese mit einer Schale Joghurt und den Nüssen.

Wenn sie Lust auf eine Extraportion Protein haben, können Sie einen EL Proteinpulver mit Schokoladengeschmack darunter mischen.

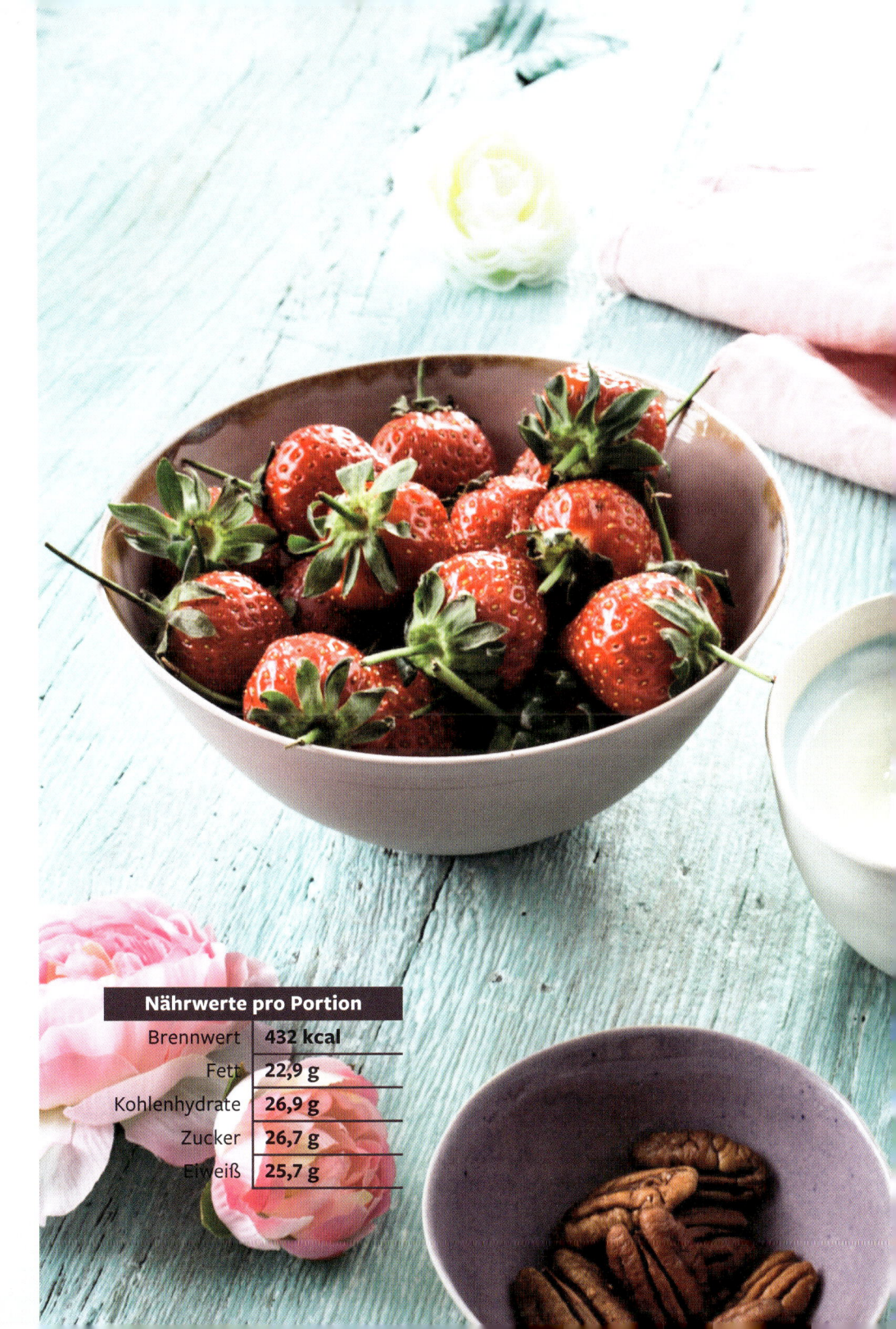

Nährwerte pro Portion	
Brennwert	**432 kcal**
Fett	**22,9 g**
Kohlenhydrate	**26,9 g**
Zucker	**26,7 g**
Eiweiß	**25,7 g**

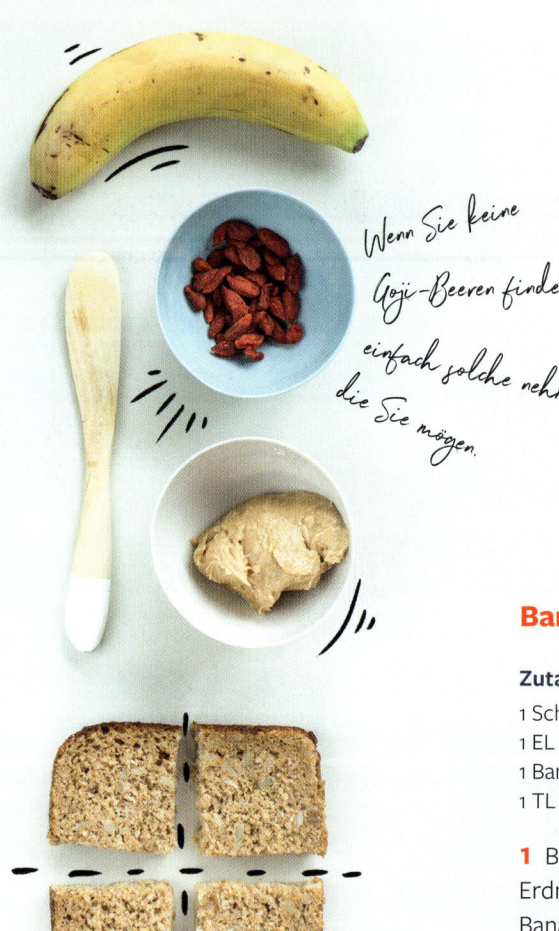

Wenn Sie keine Goji-Beeren finden, einfach solche nehmen, die Sie mögen.

Bananenbrötchen

Zutaten für 1 Portion

1 Scheibe frisches Vollkornbrot
1 EL Erdnussbutter
1 Banane
1 TL Goji-Beeren

1 Bestreichen Sie das Brot mit der Erdnussbutter, schneiden Sie die Banane in Scheiben, und streuen Sie die Goji-Beeren darüber: fertig!

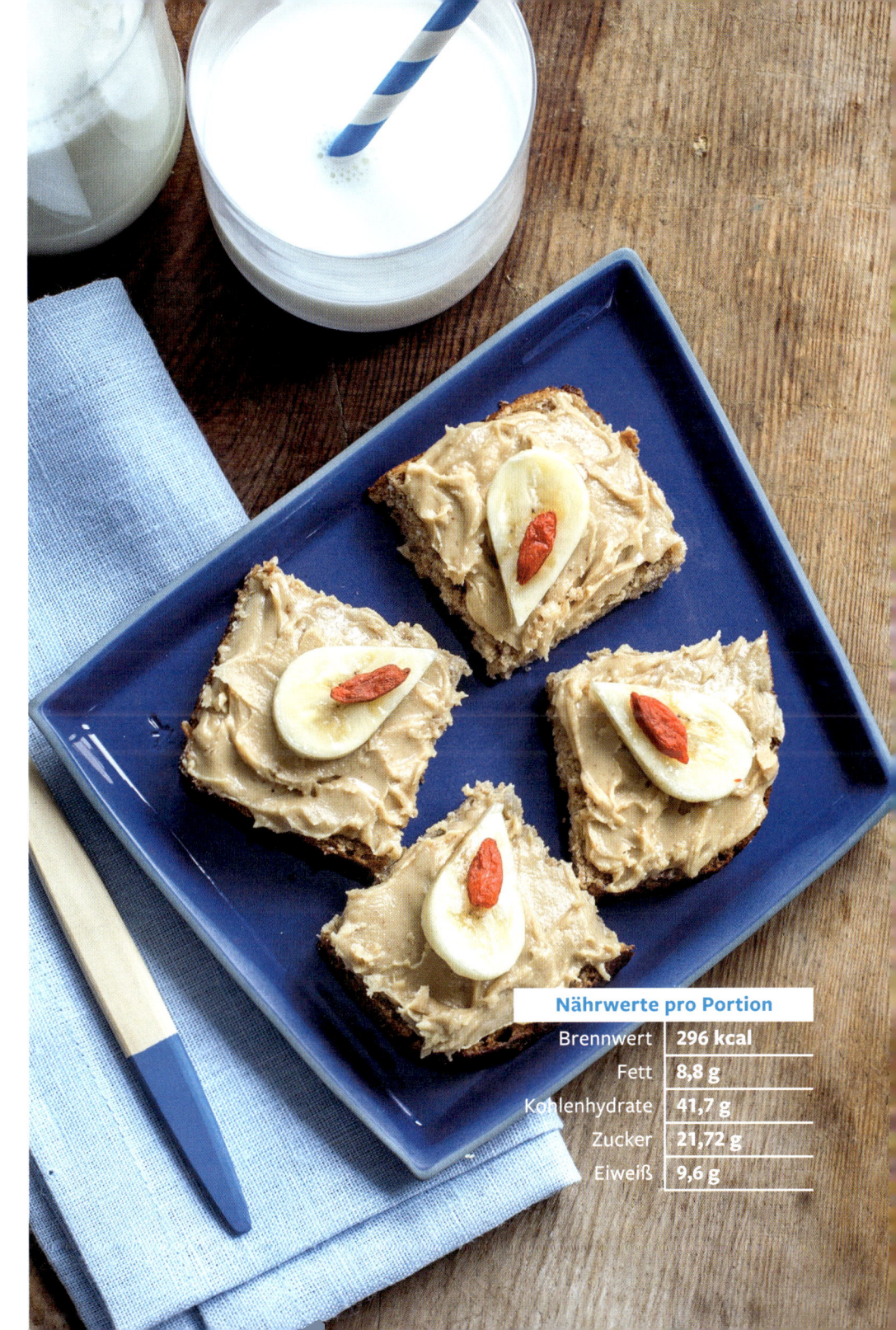

Nährwerte pro Portion	
Brennwert	**296 kcal**
Fett	**8,8 g**
Kohlenhydrate	**41,7 g**
Zucker	**21,72 g**
Eiweiß	**9,6 g**

Schritt 8
Abendessen zu Hause

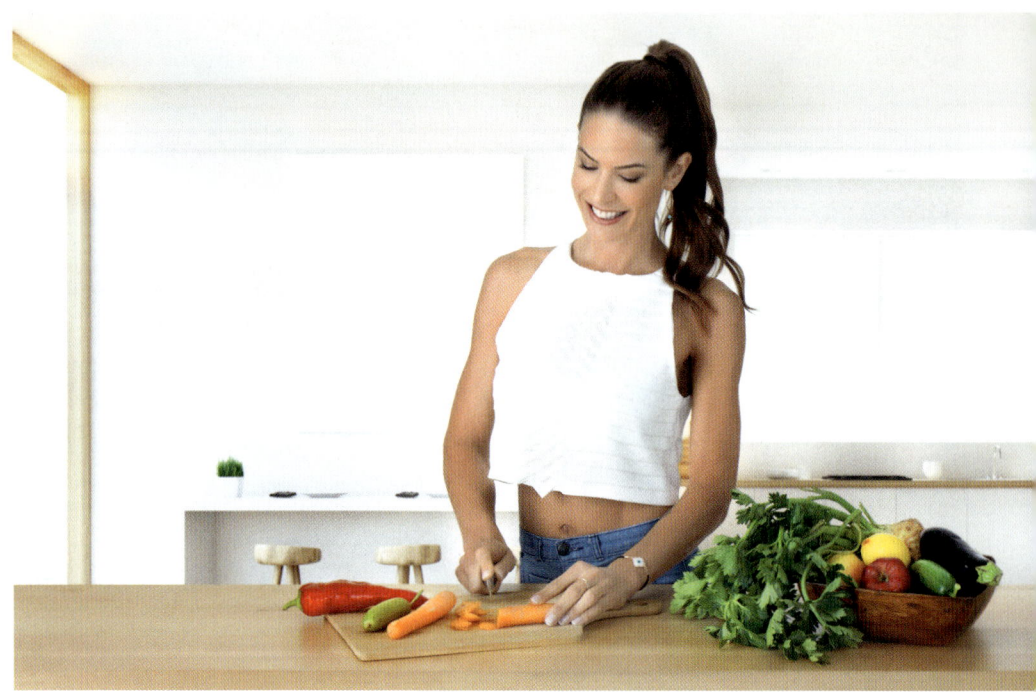

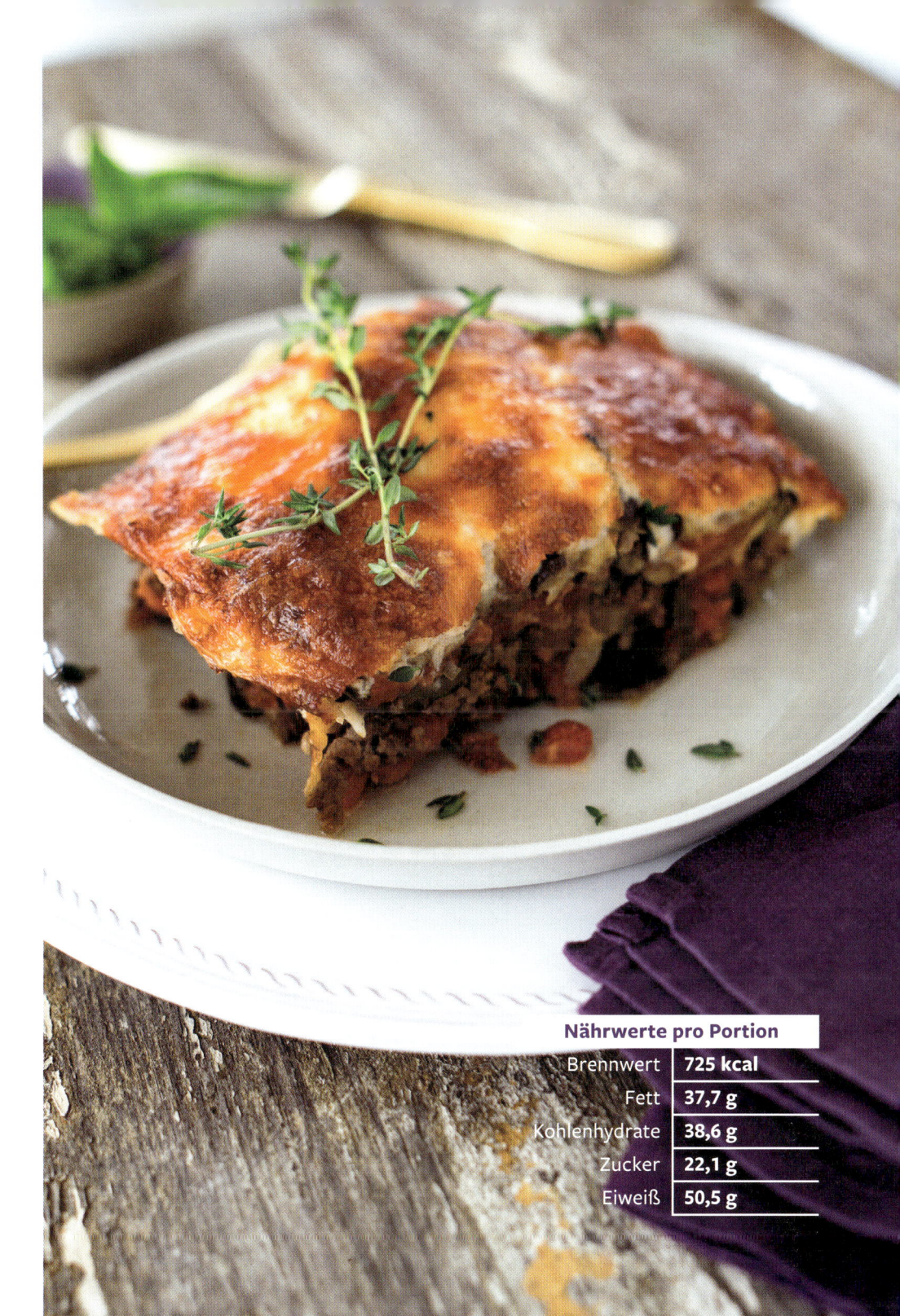

Nährwerte pro Portion	
Brennwert	**725 kcal**
Fett	**37,7 g**
Kohlenhydrate	**38,6 g**
Zucker	**22,1 g**
Eiweiß	**50,5 g**

Abendessen zu Hause

Rezeptfoto siehe vorige Seite

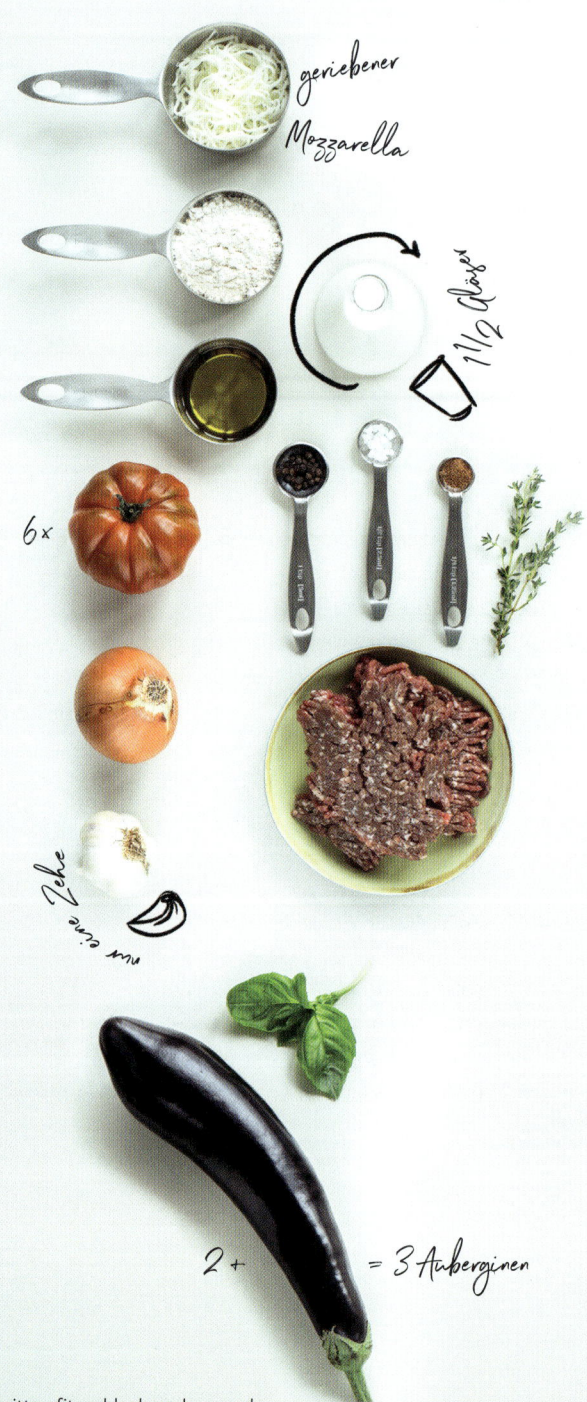

geriebener
Mozzarella

1½ Gläser

6x

nur eine Zehe

2 + = 3 Auberginen

Auberginenlasagne

Zutaten für 2 Portionen

3 Auberginen
6 Tomaten
1 Zwiebel
1 Knoblauchzehe
2 EL Olivenöl
300 g Hackfleisch
1 TL Oregano
Salz und Pfeffer nach Belieben
2 EL frisches Basilikum, gehackt
50 g geriebener Mozzarella

Soße

1½ Gläser Vollfett-Milch
1 EL Vollkornmehl
1 Msp. Muskatnuss
Salz und Pfeffer nach Belieben

1 Heizen Sie den Ofen auf 200 °C vor.

2 Schneiden Sie die Auberginen der Länge nach in dünne Scheiben. Streuen Sie Salz darüber, damit die bittere Flüssigkeit herausgeschwitzt wird.

3 Schälen Sie die Tomaten, und schneiden Sie diese in kleine Würfel.

4 Hacken Sie die Zwiebel und den Knoblauch fein, und dünsten Sie die kleinen Würfel mit 1 EL Olivenöl. Wenn sie goldbraun sind, geben Sie das Hackfleisch dazu. Später schütten Sie die Tomaten und das Oregano in die Pfanne. Würzen Sie mit Salz und frisch gemahlenem Pfeffer.

5 Wenn die ganze Flüssigkeit verdampft ist, streuen Sie das frische Basilikum in die Soße, und nehmen Sie sie vom Feuer.

6 Bepinseln Sie die Auberginen leicht mit Olivenöl, und backen Sie die Scheiben, bis sie leicht gebräunt sind, im Ofen. Unterdessen können Sie die kalte Milch, das Mehl, Muskatnuss, Salz und Pfeffer mit dem Schwingbesen in der Pfanne verrühren.

7 Erhitzen Sie die Soße unter ständigem Rühren, bis sie die erwünschte Konsistenz erreicht hat.

8 Streichen Sie 3 EL Béchamelsoße auf den Boden der Auflaufform. Dann geben Sie abwechslungsweise eine Schicht Auberginen und Hackfleisch in die Auflaufform. Die oberste Schicht muss Aubergine sein, damit Sie die Béchamelsoße darüber leeren und die Mozzarellascheiben darauf verteilen können.

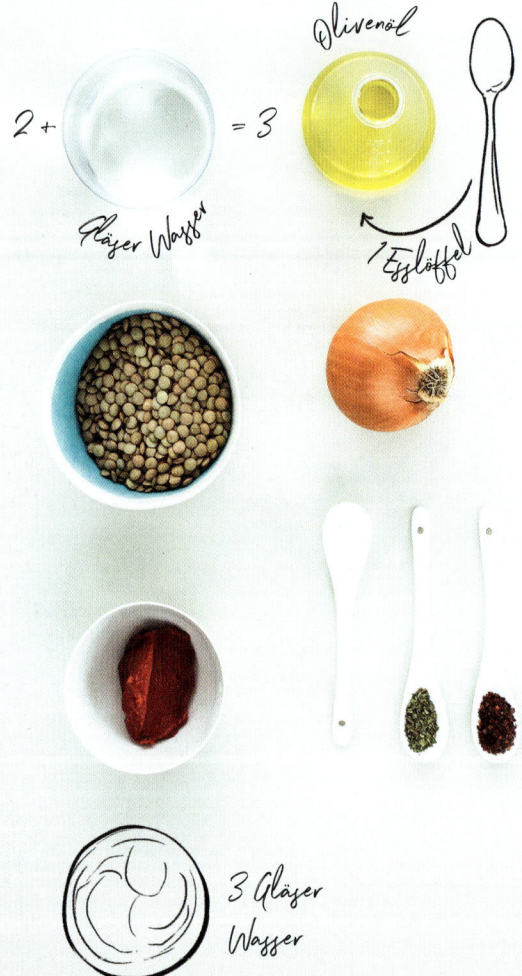

Linsen mit Joghurt

Zutaten für 1 Person

1 Glas grüne Linsen
3 Gläser Wasser
1 Zwiebel
1 EL Olivenöl
1 EL Tomatenpüree
½ TL Chili-Flocken
1 TL Salz
½ TL getrocknete Pfefferminz-Flocken
1 Glas Magerjoghurt

1 Legen Sie die Linsen über Nacht in ein Wasserbad.

2 Gießen Sie die Linsen auf ein Sieb, und dünsten Sie die gehackten Zwiebelwürfel im Olivenöl.

3 Geben Sie das Tomatenpüree, die Chili-Flocken, Salz und Pfefferminz-Flocken dazu.

4 Löschen Sie alles mit 3 Glästern Wasser ab, und geben Sie die Linsen hinein.

5 Kochen Sie alles, bis die ganze Flüssigkeit verdampft ist.

6 Essen Sie die Linsen mit dem Joghurt.

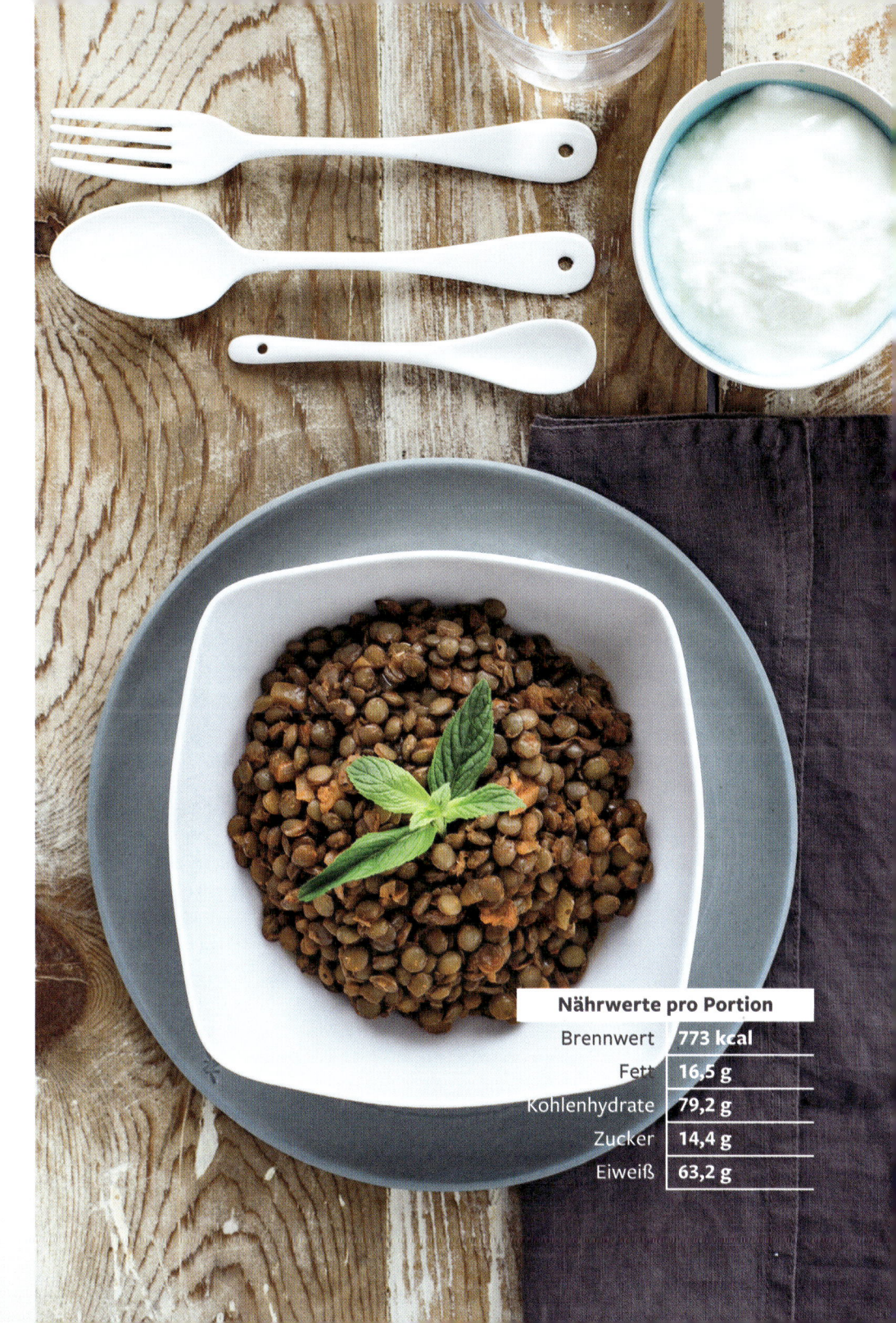

Nährwerte pro Portion	
Brennwert	**773 kcal**
Fett	**16,5 g**
Kohlenhydrate	**79,2 g**
Zucker	**14,4 g**
Eiweiß	**63,2 g**

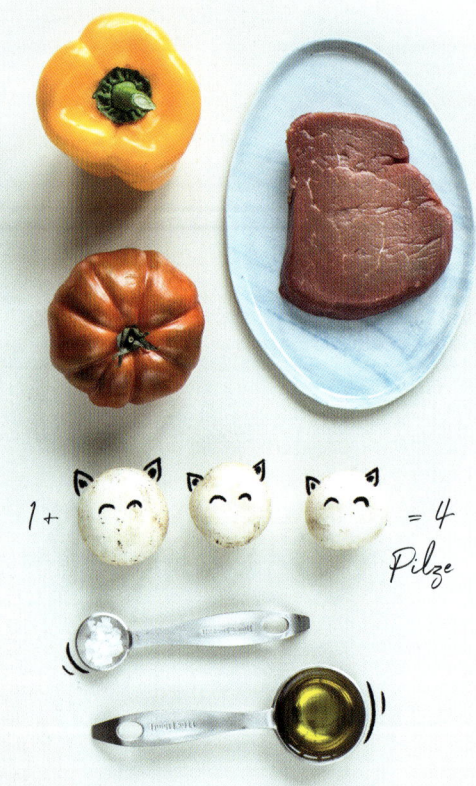

1 +   = 4
Pilze

Steak mit grilliertem Gemüse

Zutaten für 1 Person

140 g Steak
1 TL Olivenöl
Salz nach Belieben
4 Pilze
1 gelbe Peperoni
1 Tomate
Pfeffer nach Belieben

1 Nehmen Sie das Fleisch aus dem Kühlschrank, und lassen Sie es Raumtemperatur erreichen.
2 Im Sommer können Sie das Fleisch und das Gemüse auf dem Grill ganz ohne Fett zubereiten. Ansonsten können Sie es in einer geeigneten Pfanne grillieren.
3 Geben sie einen TL Öl in die Bratpfanne, und würzen Sie das Steak mit ein bisschen Salz, bevor Sie es braten.
4 Legen Sie das Gemüse neben das Fleisch. Wenn das Fleisch gar ist und das Gemüse Bratstreifen aufweist, nehmen Sie es heraus und würzen es mit Pfeffer.

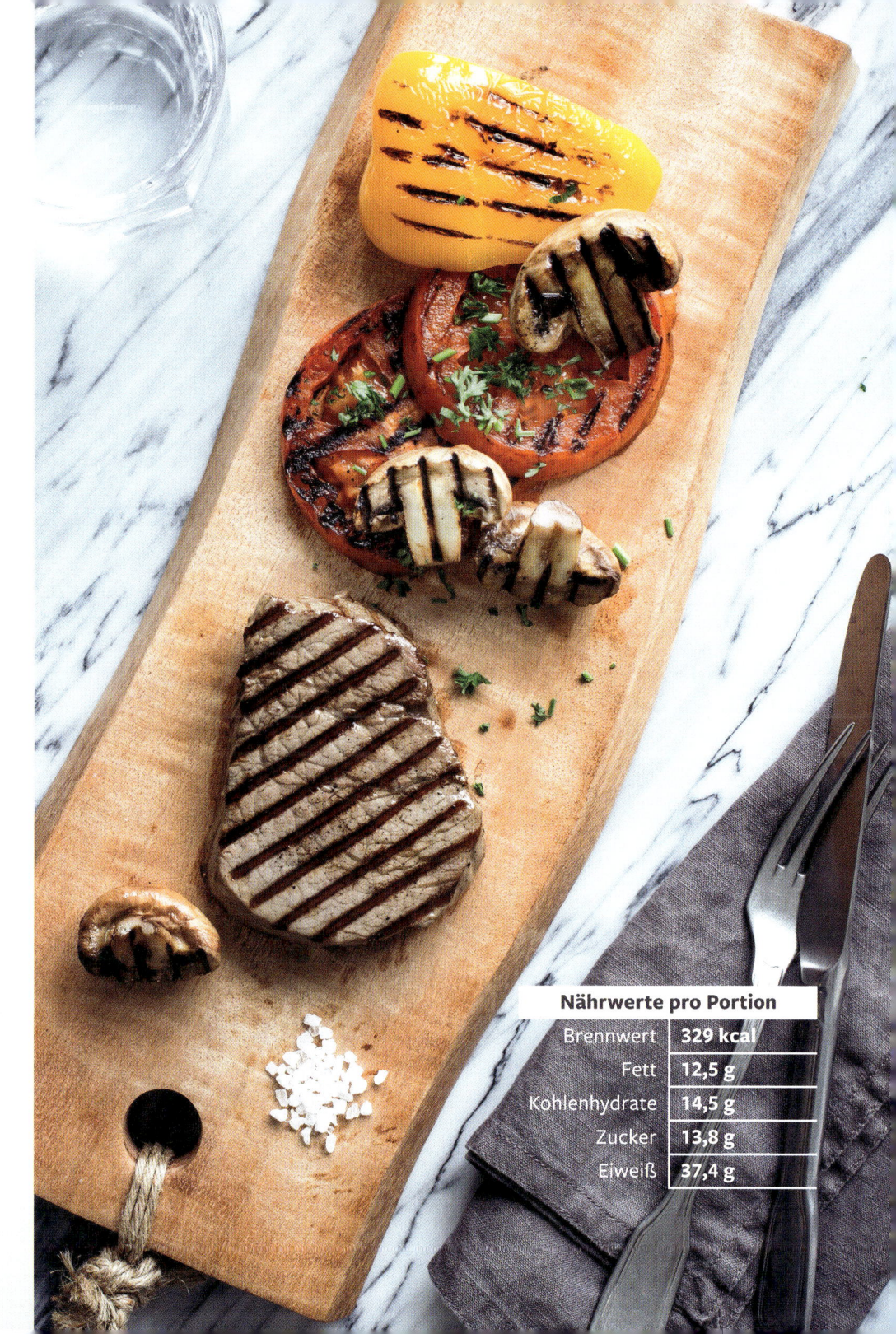

Nährwerte pro Portion	
Brennwert	**329 kcal**
Fett	**12,5 g**
Kohlenhydrate	**14,5 g**
Zucker	**13,8 g**
Eiweiß	**37,4 g**

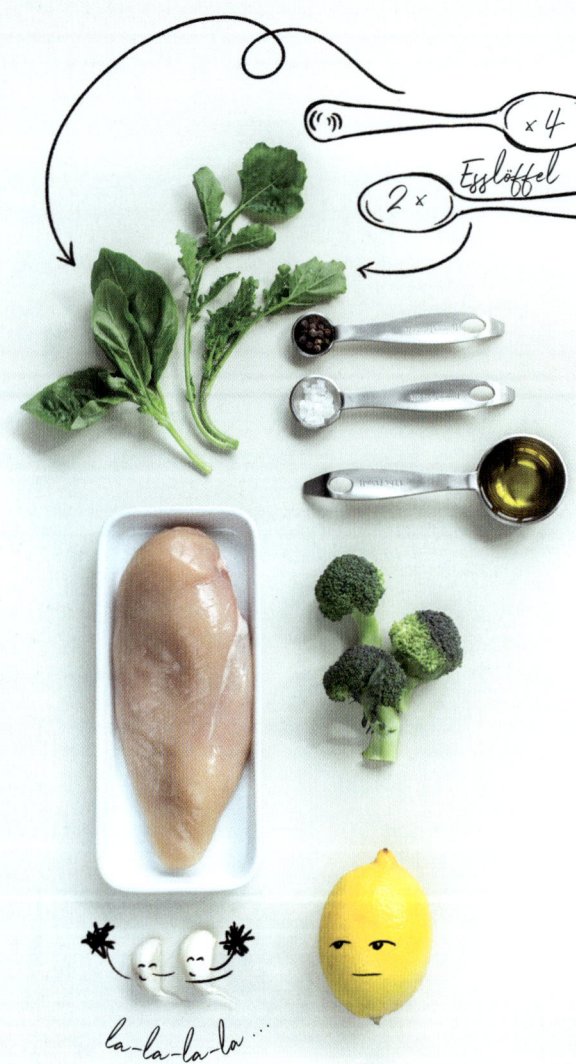

Gebackenes Hühnchen mit Brokkoli

Zutaten für 1 Person

1 Hühnchenbrust
4 EL Rucola
2 Knoblauchzehen
2 EL frisches Basilikum, gehackt
1 Zitrone
1 EL Olivenöl
Salz und Pfeffer nach Belieben
200 g Brokkoli
1 Bratbeutel

1 Schneiden Sie die Hühnchenbrust in zwei flache Teile.
2 Hacken Sie den gewaschenen Rucola, das Basilikum und die Knoblauchzehen fein.
3 Schneiden Sie mit einem Messer die Schale von der gewaschenen Zitrone, und schneiden Sie diese dann in lange Streifen.
4 Mischen Sie die Kräuter, den Knoblauch und die Zitrone mit dem Olivenöl und würzen sie mit Salz und Pfeffer.
5 Marinieren Sie das Fleisch mit der Paste, und stecken Sie es zusammen mit dem Brokkoli in den Bratbeutel.
6 Backen Sie das Hühnchen und das Gemüse bei 200 °C für 35 bis 40 Minuten.

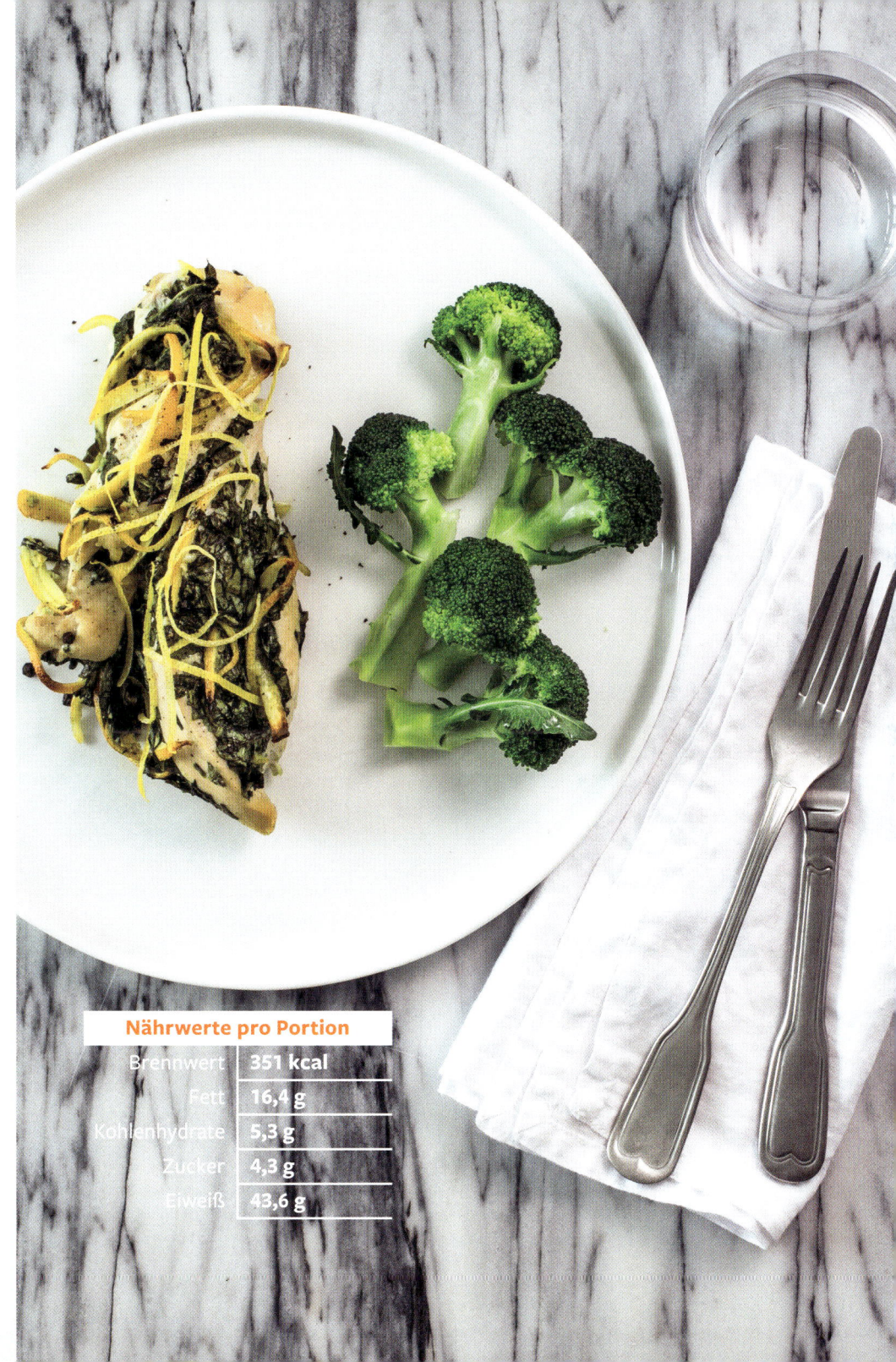

Nährwerte pro Portion	
Brennwert	**351 kcal**
Fett	**16,4 g**
Kohlenhydrate	**5,3 g**
Zucker	**4,3 g**
Eiweiß	**43,6 g**

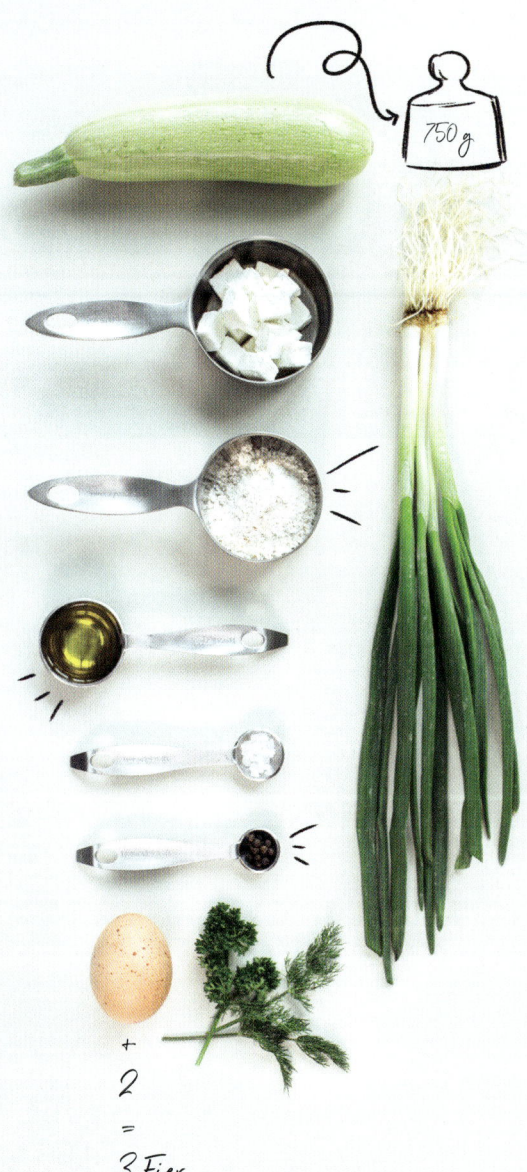

Überbackener Zucchiniauflauf

Zutaten für 2 Portionen

750 g Zucchini
5 Frühlingszwiebeln
½ Glas gehackte Petersilie
1 Glas Dill
3 Eier
3 EL Vollkornmehl
1 Glas Diät-Feta
3 EL Olivenöl
Salz und Pfeffer nach Belieben

1 Waschen und raffeln Sie die Zucchini grob (nicht fein!).
2 Lassen Sie das Gemüse in einem Sieb abtropfen, und drücken Sie mit Ihren Händen die verbliebene Flüssigkeit aus dem Gemüse.
3 Nun mischen Sie in einer großen Schüssel alle Zutaten zusammen, und backen Sie den Auflauf in einer geeigneten Form für ungefähr eine Stunde bei 200 °C.

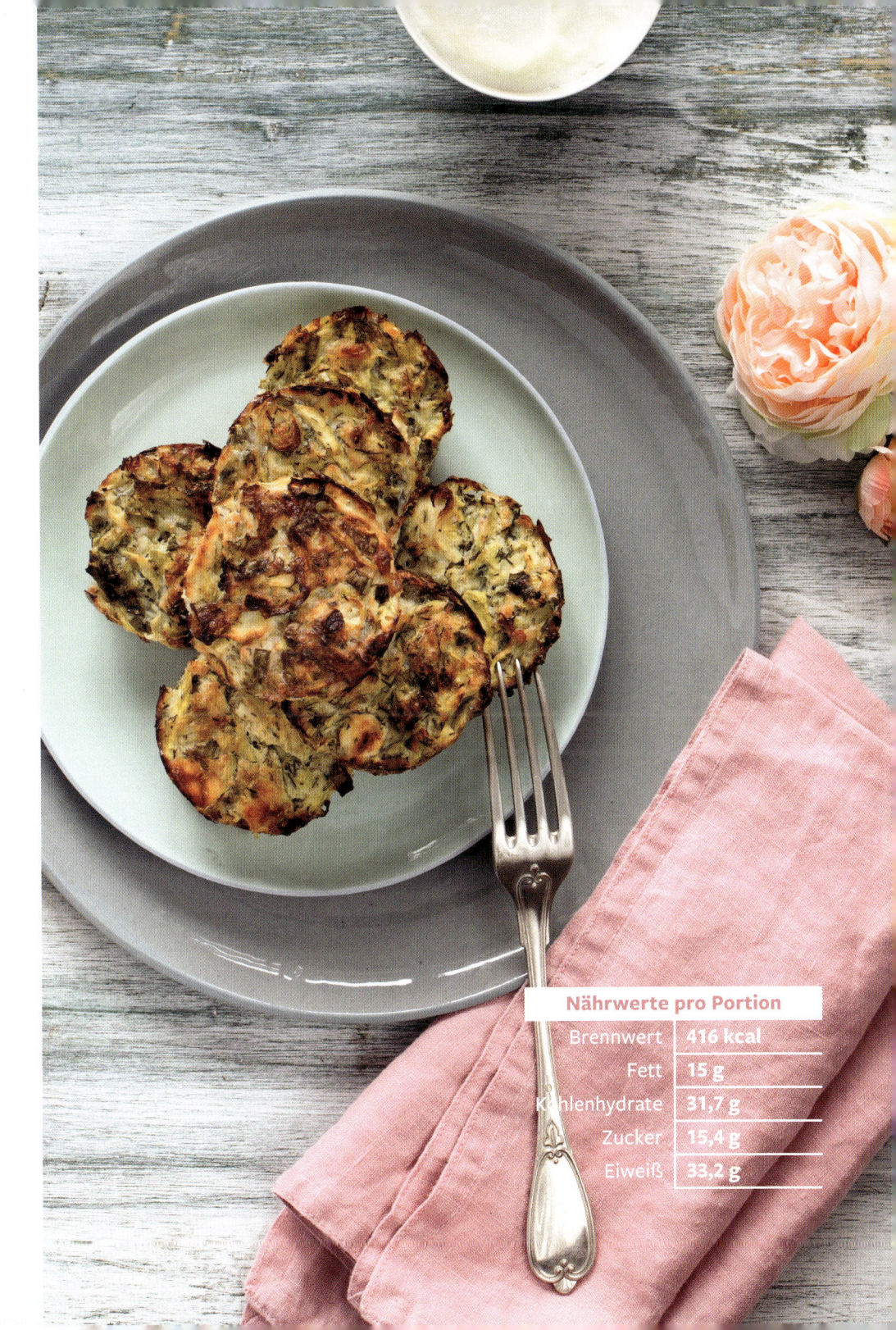

Nährwerte pro Portion	
Brennwert	**416 kcal**
Fett	**15 g**
Kohlenhydrate	**31,7 g**
Zucker	**15,4 g**
Eiweiß	**33,2 g**

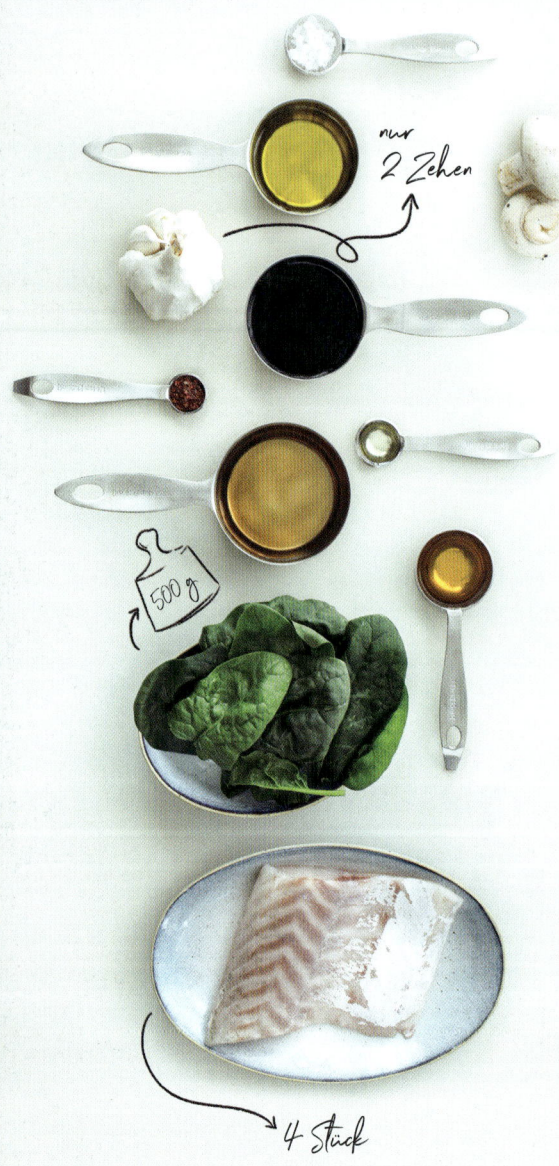

nur
2 Zehen

500 g

4 Stück

Fisch mit Spinat

Zutaten für 2 Portionen

500 g Spinat
150 g Pilze
4 Fischfilets
1 EL Olivenöl
2 Knoblauchzehen
Salz nach Belieben

Soße

2 EL Sojasoße
2 EL Weißweinessig
1 TL Sesamöl
1 TL Chili-Flocken
1 TL Honig

1 Legen Sie das Blech mit Backpapier aus, und breiten Sie die Spinatblätter und die Pilzscheiben darauf aus.
2 Nun legen Sie den Fisch darüber, tröpfeln das Öl darauf und geben die gepressten Knoblauchzehen und das Salz dazu. Achten Sie darauf, dass der Fisch den Spinat überdeckt, sonst kann das Gemüse schwarz werden!
3 Backen Sie den Fisch auf der untersten Stufe für etwa 30 Minuten bei 250 °C.
4 Während der Fisch im Bratrohr gebacken wird, mixen Sie die Zutaten der Soße zusammen.
5 Nehmen Sie dann den Fisch aus dem Ofen, und geben Sie die Soße darüber.

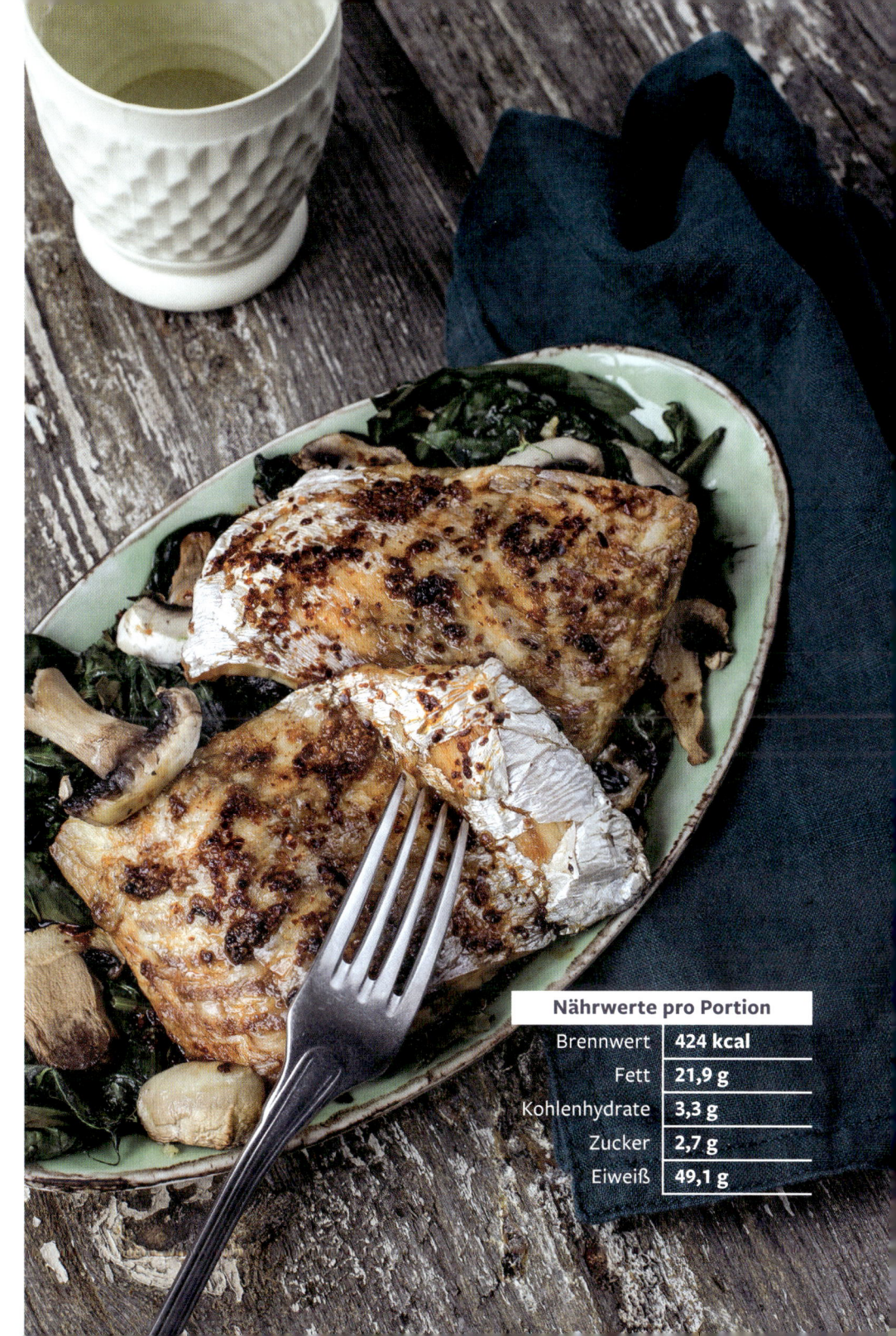

Nährwerte pro Portion	
Brennwert	**424 kcal**
Fett	**21,9 g**
Kohlenhydrate	**3,3 g**
Zucker	**2,7 g**
Eiweiß	**49,1 g**

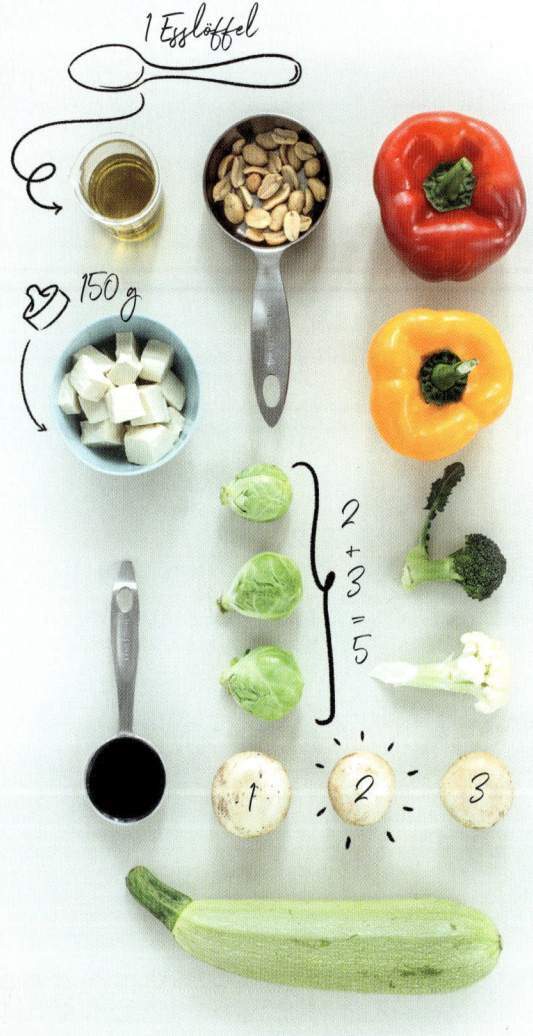

Gemüse-Wok mit Tofu

Zutaten für 1 Person

1 EL Olivenöl
150 g Soja-Tofu
5 kleine Röschen Blumenkohl
5 kleine Stücke Brokkoli
5 Röschen Rosenkohl
3 frische Pilze
1 mittelgroße Zucchini
¼ rote Peperoni
¼ gelbe Peperoni
1 EL Erdnüsse
2 EL Sojasoße

1 Erhitzen Sie einen EL Olivenöl in der Bratpfanne.
2 Braten Sie die Tofuwürfel, und nehmen Sie diese dann wieder aus der Pfanne.
3 Legen Sie die gebratenen Tofuwürfel auf Haushaltspapier, und trocknen Sie das Öl weg.
4 Mittlerweile geben Sie das gewaschene und in große Stücke geschnittene Gemüse sowie die Erdnüsse in die Pfanne und braten es für 2 Minuten.
5 Mit der Sojasoße ablöschen und nochmals für 2 Minuten weiterbraten.
6 Mischen Sie zum Schluss den Tofu vorsichtig unter das Gemüse, sodass er nicht auseinander bricht.

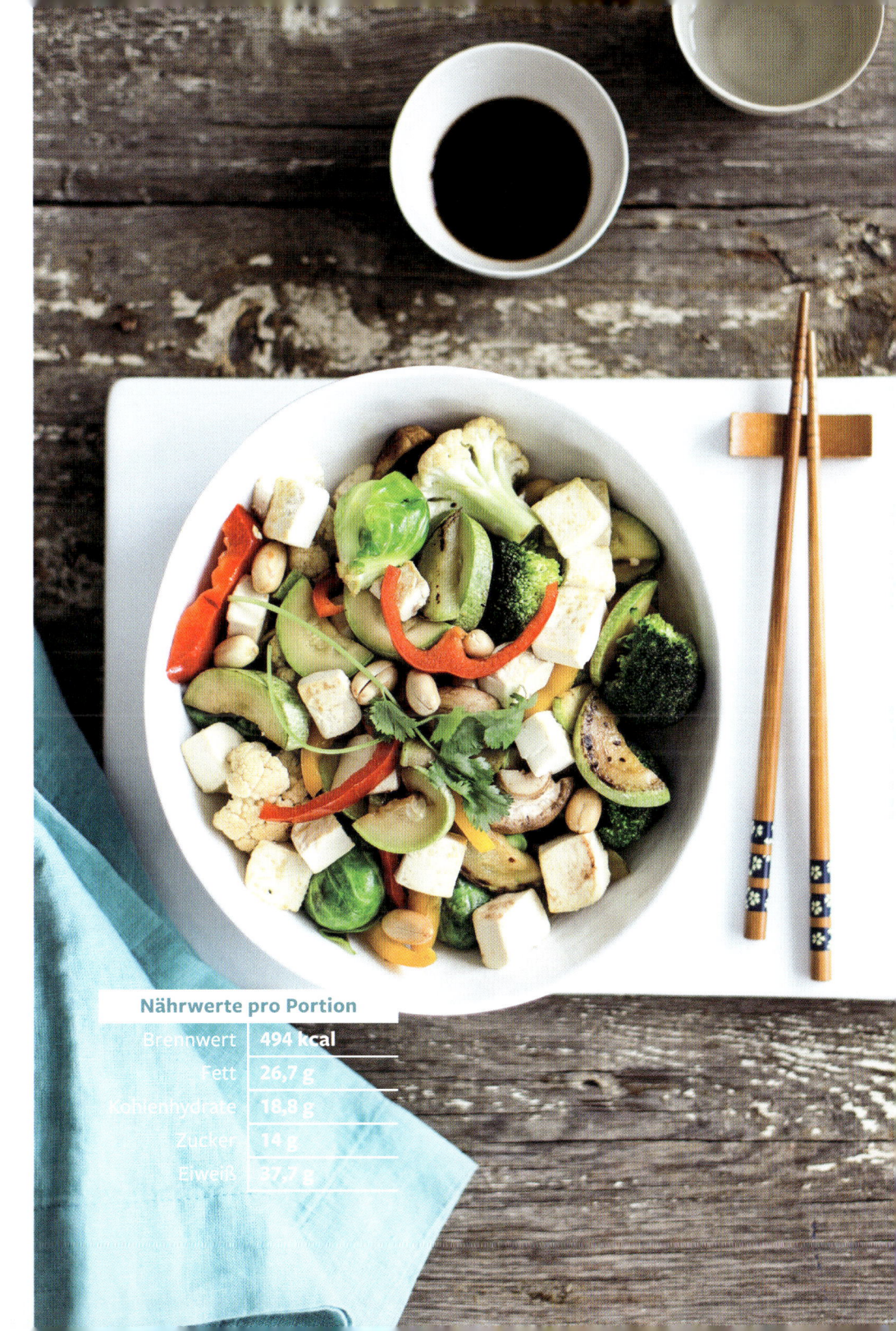

Nährwerte pro Portion	
Brennwert	**494 kcal**
Fett	26,7 g
Kohlenhydrate	18,8 g
Zucker	14 g
Eiweiß	37,7 g

Schritt 9
Die gute Wahl im Restaurant

Es ist wirklich schwer, fit zu werden oder zu bleiben, wenn Sie im Restaurant zum Essen gehen. Versuchen Sie deshalb, Ihre Sitzungen vor oder nach dem Mittag zu planen. Wenn Ihre Freunde mit Ihnen zum Abendessen gehen wollen, können Sie vorschlagen, zusammen zu Hause selbst zu kochen. Und wenn es gar kein Entrinnen gibt, dann halten Sie sich an folgende zehn Empfehlungen:

- Gehen Sie nicht völlig ausgehungert ins Restaurant, denn dann werden Sie wohl oder übel zum Brot greifen, das das Servicepersonal vor dem Essen auf den Tisch stellt. Wenn Sie eine Reservierung zum Abendessen haben, können Sie mittags zum Beispiel einen grünen Salat mit Hühnchen und grilliertem Gemüse mit einem Stück Vollkornbrot essen. Am Nachmittag sollten Sie unbedingt eine Zwischenmahlzeit zu sich nehmen. Ein kleiner Traubenzweig mit einem Stück Käse, eine Schüssel mit Naturjoghurt und frischen Beeren oder ein Apfel mit einer Handvoll Mandeln wäre ideal.
- Achten Sie bei der Wahl der Vorspeise darauf, dass Sie eine klare Brühe, zum Beispiel Minestrone oder Hühnersuppe bestellen. Linsensuppe ist auch eine gute Wahl, weil Hülsenfrüchte eine wertvolle Proteinquelle sind. Vermeiden Sie cremige Suppen, die schwer sind.
- Ein grüner Blattsalat oder saisonaler gemischter Salat ist ebenfalls eine gute Entscheidung für die Vorspeise. Fragen Sie den Kellner, ob Sie ihn mit einer Vinaigrette haben können, und bereiten Sie sonst Ihre Soße selbst mit Zitrone und Olivenöl zu. Falls es ein Salat-Buffet gibt, sollten Sie sich auf grüne Blätter, gedämpftes und rohes Gemüse sowie Bohnen konzentrieren. Ein Haufen Käse, Croûtons, Speckwürfel und fettige Soßen entsprechen sicher nicht meinen Vorstellungen von einem gesunden Salat.
- Vermeiden Sie alle Gerichte, die mit einer Soße angerichtet sind. Fragen Sie den Kellner, ob Sie das Fleisch oder den Fisch grilliert, statt frittiert haben können und ob es ohne Soße oder Kräuterbutter möglich sei.
- Bestellen Sie Salat, gedämpftes oder grilliertes Gemüse als Beilage. Versichern Sie sich, dass das Gemüse nicht mit Butter abgeschmeckt wird.

- Wenn Sie Vegetarierin sind, geht es Ihnen vielleicht so wie mir: Sie können von ein paar grünen Blättern und zwei Löffeln Quinoa nicht satt werden. Ich bestelle deshalb regelmäßig zwei Salate. Die alternative Lösung ist, zu Hause nochmals zu essen und kein Dessert zu bestellen!
- Wenn Sie das Mittagessen im Restaurant nehmen, sollten Sie beim Menü nach guten Kohlenhydraten Ausschau halten. Vollkornteigwaren oder Naturreis, Quinoa und Süßkartoffeln sind optimal. Falls Sie nichts dergleichen finden, weichen Sie auf Gemüse aus.
- Wenn Sie in einem guten Restaurant sind, in dem der Küchenchef alle Zutaten frisch zubereitet und Sie Lust auf Teigwaren haben, empfehle ich Ihnen Vollkorn-Penne all'arrabbiata, Vollkorn-Spaghetti-Napoli oder Bolognese und Vollkorn-Nudeln mit Gemüse. Parmesan? Nein danke!

Zu Hause essen lohnt sich. Auswärts sind die Portionen oftmals klein.

- Denken Sie daran, dass wir Kalorien auch trinken! Softdrinks, Fruchtsäfte (auch die frisch gepressten!) und Alkohol bitte ab sofort durch Wasser ersetzen. Denken Sie ferner daran, dass Wasser schön macht und es viel billiger ist als die Behandlung bei der Kosmetikerin. Kaffee und Tee sind okay, wenn zuckerfrei und solange Sie nicht mehr als zwei Tassen pro Tag trinken.
- Alle bestellen Dessert, und Sie fühlen sich unter Gruppenzwang? Überlegen Sie es sich noch einmal, denn die meisten Desserts sind wahre Kalorienbomben und enthalten nur schlechte Kohlenhydrate und Fette. Wenn Sie kein Spielverderber sein wollen, lassen Sie Ihre Freunde ein Dessert auswählen und kosten nur einen Löffel davon. Wenn Sie ins Kino gehen, können Sie sich eine kleine Portion Frozen Joghurt mit frischen Früchten gönnen.

Schritt 10
Ihr Sportprogramm für jeden Tag

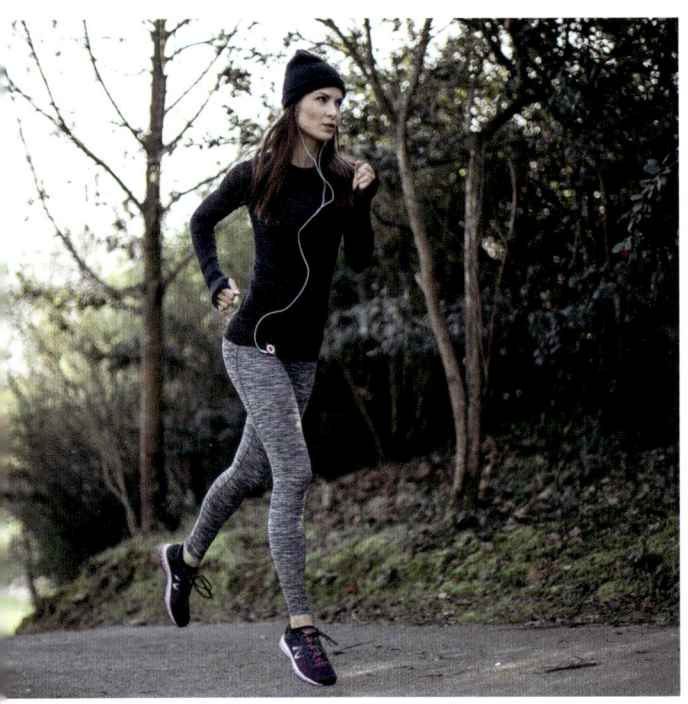
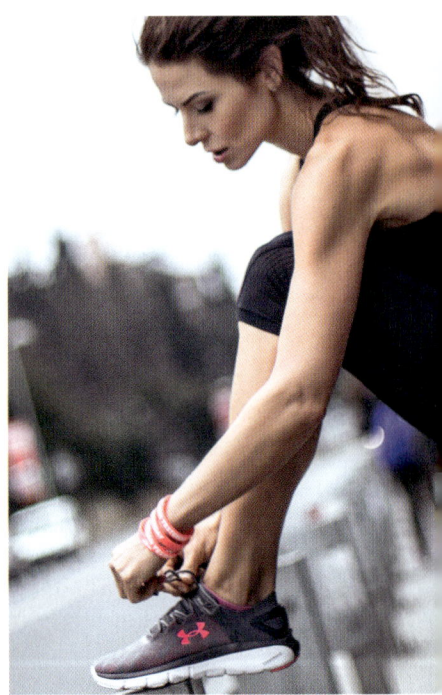

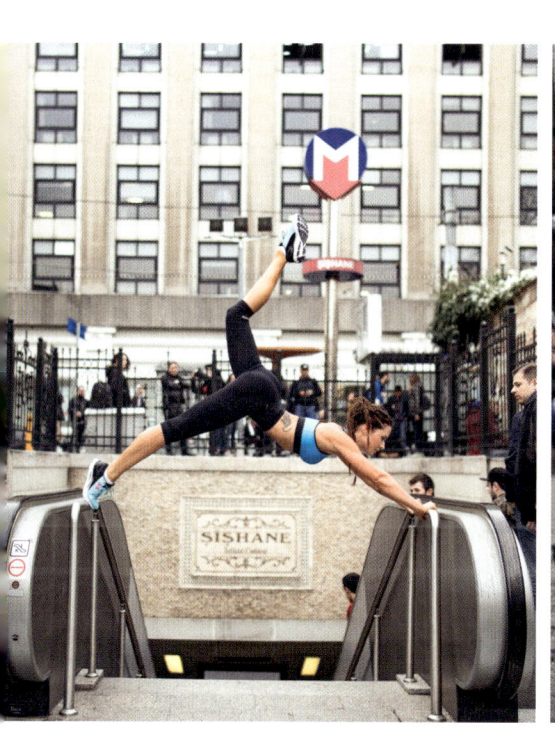
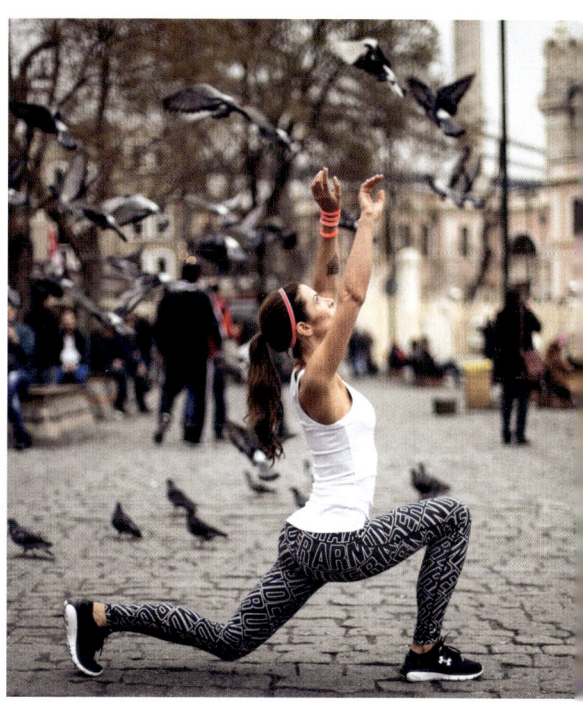

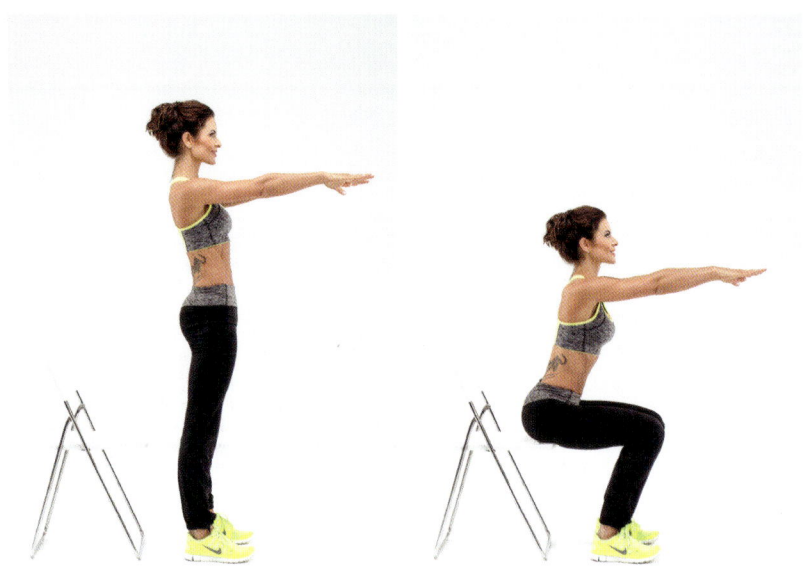

Übung 1: Kniebeuge mit Stuhl (Squat)

- Stellen Sie sich mit dem Rücken vor einen Stuhl, Ihre Füße stehen ein biss-chen weiter als schulterbreit auf dem Boden, und Ihre Arme sind ausge-streckt. Sie stehen völlig aufrecht, die Brust ist nach vorn geschoben, der Rücken verbleibt stets in einer leichten Hohlkreuzstellung, die Schultern sind nach hinten gerollt, und die Bauchmuskeln sind angespannt. Ihr Blick ist geradeaus nach vorn gerichtet.
- Jetzt beugen Sie langsam die Knie. Dabei neigt sich der Oberkörper leicht nach vorn, und das Gesäß wird nach hinten geschoben. Atmen Sie jetzt ein, und achten Sie darauf, dass Ihre Knie in die gleiche Richtung wie Ihre Zehen zeigen und immer hinter den Fußspitzen bleiben und nicht nach vorn kommen. Wenn Ihre Oberschenkel parallel zum Boden sind und sie die Stuhlkante berührt haben, haben Sie den Endpunkt der Übung erreicht. Jetzt strecken Sie die Knie mit Druck über die Fersen wieder durch und atmen dabei aus.
- Für später: Versuchen Sie, diese Übung ohne Stuhl auszuführen.

3 SETS, 15 WIEDERHOLUNGEN

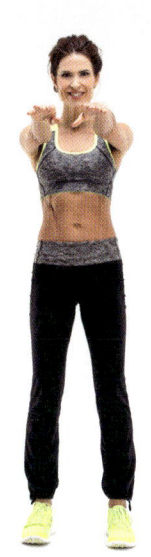
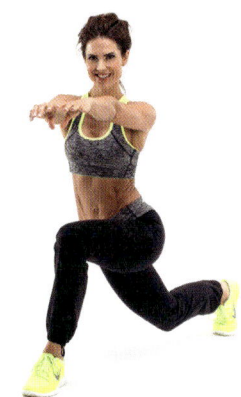

Übung 2: Hofknicks-Ausfallschritt (Curtsy Lunge)

- Beginnen Sie in einem hüftbreiten Stand. Jetzt verlagern Sie das Gewicht auf den linken Fuß, und machen Sie mit Ihrem rechten Fuß einen Ausfallschritt nach hinten, bis Sie etwa in der 7-Uhr-Position sind. Ihre beiden Knie sind gebeugt, und Ihr Oberkörper neigt sich etwa 30 Grad nach vorn. Sie haben den Endpunkt der Übung erreicht, wenn Ihr Knie fast den Boden berührt. Während der Abwärtsbewegung atmen Sie ein.
- Für die Aufwärtsbewegung strecken Sie das Knie mit Druck über die linke Ferse durch und atmen dabei aus. Ihr ganzes Gewicht ist auf dem linken Bein, stoßen Sie sich nicht mit dem rechten Fuß vom Boden ab.
- Für später: Halten Sie in Ihren Händen Hanteln mit 2 bis 4 Kilogramm.

Selbst auf einer Parkbank lässt es sich super trainieren.

3 SETS, 15 WIEDERHOLUNGEN JEDE SEITE

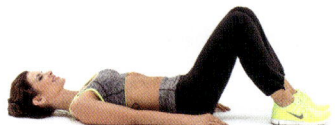 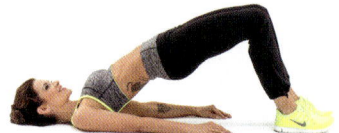

Übung 3: Hüftheben (Hip Raises)

⊛ Legen Sie sich mit dem Rücken flach auf eine Yogamatte, und strecken Sie Ihre Arme dem Körper entlang aus, Ihre Knie sind angewinkelt. Heben Sie jetzt das Becken möglichst weit nach oben, und atmen Sie dabei aus. Verharren Sie etwa 2 Sekunden im Endpunkt der Übung, und lassen Sie die Hüften wieder auf den Boden herabsinken, ohne die Spannung der Bauchmuskulatur zu verlieren.

⊛ Für später: Verschränken Sie die Arme vor der Brust, und machen Sie die Übung einbeinig.

3 SETS, 15 WIEDERHOLUNGEN JEDE SEITE

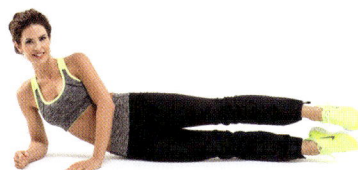 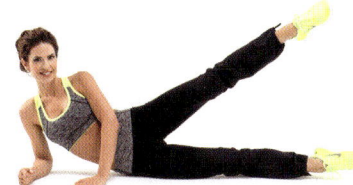

Übung 4: Seitlicher Knieheber (Knee Raises)

- Legen Sie sich auf Ihre rechte Seite, und stützen Sie sich mit dem rechten Ellbogen und Trizeps auf. Ihre Bauchmuskeln sind angespannt, sodass Ihr Oberkörper aufrecht ist. Mit der linken Hand stützen Sie sich vor dem Bauch ab, um Ihr Gleichgewicht besser halten zu können. Die Hüften, Beine und Knie sind alle in einer geraden Linie mit dem Oberkörper. Jetzt heben Sie das untere gestreckte Bein vom Boden und öffnen die Beine zu einer Schere, die Zehen sind dabei gestreckt. Während das untere Bein immer etwa 2 bis 3 Zentimeter über dem Boden schwebt, geht das obere hoch und runter.
- Diese Übung ist nicht ganz einfach. Machen Sie so viele Wiederholungen wie Sie können. Sie werden sehen, mit der Zeit werden Sie sämtliche Wiederholungen ganz locker machen können!
- Für später: Legen Sie die linke Hand auf Ihren Oberschenkel, anstatt sich vorn abzustützen.

3 SETS, 15 WIEDERHOLUNGEN JEDE SEITE

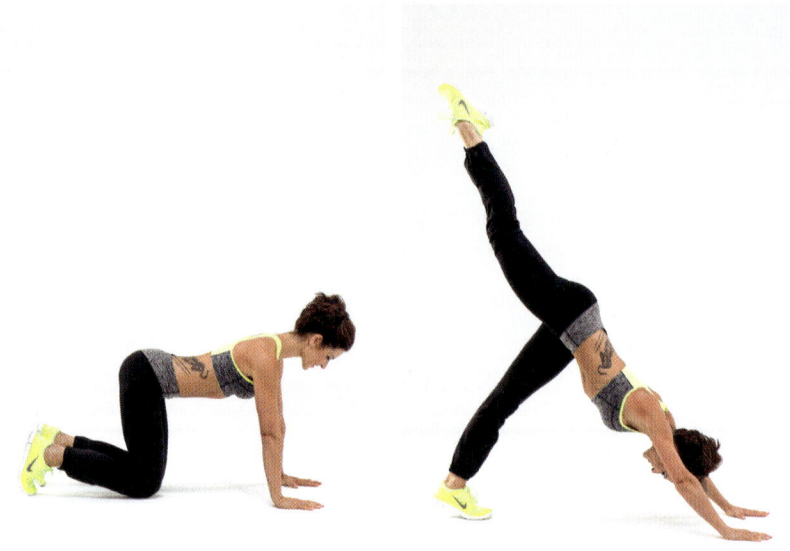

Übung 5: Downward Dog Split

- 🌸 Stellen Sie die Knie und Hände auf eine Yogamatte. Dann atmen Sie tief ein und drücken sich in die Downward-Dog-Position, indem Sie die Beine strecken und das Gesäß nach oben anheben. Versuchen Sie das rechte Bein so hoch wie möglich anzuheben, und achten Sie darauf, dass der Fuß gebeugt ist, also in einem rechten Winkel zum gestreckten Bein steht.

- 🌸 Ihr Kopf ist entspannt und schaut geradeaus an die gegenüberliegende Wand. Halten Sie die Schultern immer straff, und spüren Sie diese entspannende Dehnung im Rücken. Es ist normal, dass die Ferse Ihres linken Fußes nicht am Boden bleibt. Halten Sie die Spannung für etwa 3 Sekunden, bevor Sie in die Ausgangsposition zurückgehen und die Seite wechseln.

- 🌸 Für später: Stützen Sie sich mit Ellbogen und Trizeps am Boden auf, während Sie die Übung wie gewohnt ausführen.

> **3 SETS, 12 WIEDERHOLUNGEN JEDE SEITE**

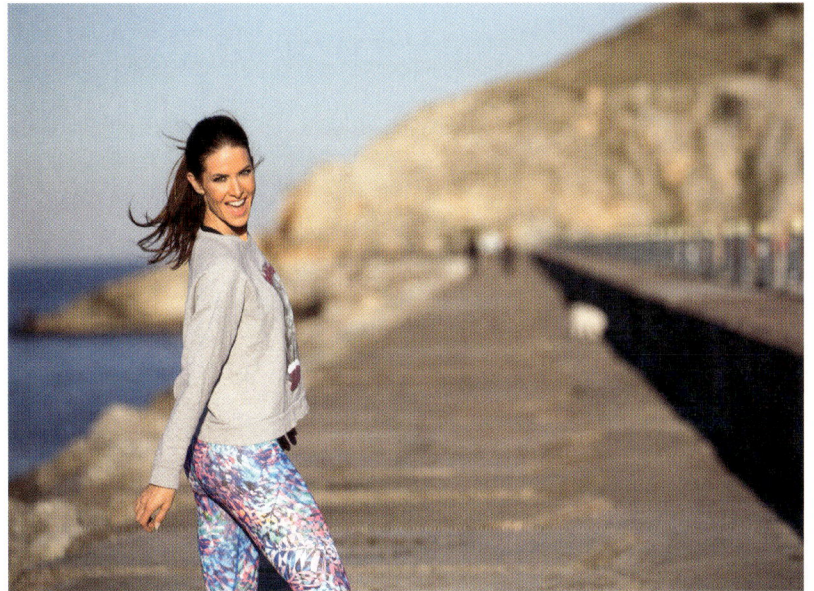

Übung 6: Laufen

- Ich finde Laufen toll, aber für ein Ausdauertraining eignet sich im Prinzip alles, was den Puls in die Höhe treibt.
- Wenn Sie gerne joggen, dann ist das klasse. Fahrrad fahren, schwimmen, tanzen, Tennis, Zumba oder Power-Yoga sind Aktivitäten, bei denen Sie über einen längeren Zeitraum trainieren.
- Wichtig ist, dass Sie das für sich richtige Tempo finden und dass Sie es laufend anpassen, denn Sie werden natürlich immer fitter. Wenn Sie beim Laufen schlendern, dann verbrennen Sie vermutlich nicht genug Kalorien, um die lästigen Fettpölsterchen loszuwerden. Wenn Sie hingegen zügig marschieren und das dreimal in der Woche für 50 Minuten, dann werden Sie garantiert in Kürze Resultate erzielen.
- Wenn Sie nicht am Stück 50 Minuten lang laufen können, schlage ich vor, Ihr Ausdauertraining in zwei Etappen aufzuteilen: Sie können zum Beispiel morgens eine Tramhaltestation früher aussteigen und zur Arbeit laufen und dasselbe auch wieder auf dem Heimweg machen. Voraussetzung ist nur, dass Sie nicht Stöckelschuhe tragen und bequem unterwegs sind.

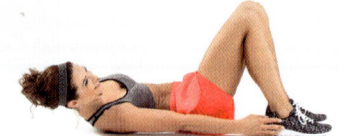 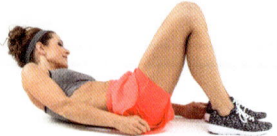

Übung 7: Fersenanschlag (Heel Touches)

- Legen Sie sich mit dem Rücken auf die Yogamatte, und winkeln Sie die Knie an. Die Füße stehen hüftbreit auseinander auf dem Boden. Ihre Arme sind längs Ihres Körpers ausgestreckt. Nun machen Sie eine seitliche Hüftbeuge nach rechts, damit Sie mit Ihrer rechten Hand die rechte Ferse berühren können. Atmen Sie bei der Ausführung dieser Bewegung aus, und halten Sie die Spannung für 2 Sekunden an, bevor Sie einatmen und in die Ausgangsposition zurückkehren.
- Für später: Halten Sie die Spannung für 3 Sekunden, bevor Sie in die Ausgangsposition zurückkehren.

Starke Bauchmuskeln können Rückenschmerzen vorbeugen.

3 SETS, 15 WIEDERHOLUNGEN JEDE SEITE

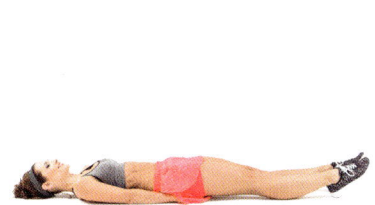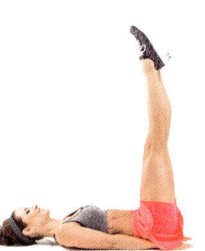

Übung 8: Leg Raises

- Legen Sie sich mit dem Rücken auf die Yogamatte, und strecken Sie die Arme dem Körper entlang aus. Die Hände legen Sie mit der Handfläche nach unten unter Ihren Po. Halten Sie Ihre Beine so stark gestreckt wie möglich, und heben Sie diese jetzt langsam vom Boden weg gegen die Decke, bis sie in einer senkrechten Stellung sind.
- Verharren Sie eine Sekunde in dieser Stellung, und senken Sie die Beine wieder langsam in die Ausgangsstellung. Atmen Sie bei der Abwärtsbewegung aus und bei der Aufwärtsbewegung ein. Achten Sie darauf, während der gesamten Ausführung den Rücken immer in den Boden zu drücken. Es sollte kein Hohlrücken entstehen.
- Für später: Klemmen Sie einen Ball oder ein leichtes Gewicht zwischen die Füße.

3 SETS, 15 WIEDERHOLUNGEN

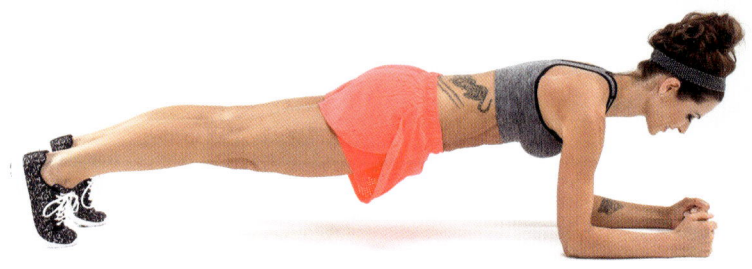

Übung 9: Unterarmstütz (Plank)

⊛ Legen Sie sich mit dem Bauch auf die Yogamatte, und stützen Sie die Unterarme auf dem Boden ab. Die Ellbogen befinden sich unter den Schultern, und Ihr Blick ist nach unten gerichtet. Ihre Füße sind etwa einen Fuß breit auseinander gestellt, und die Zehenspitzen schauen auf den Boden.

⊛ Jetzt spannen Sie Ihre Bauchmuskeln an und heben die Hüften hoch, bis Ihr Körper von Kopf bis Fuß eine gerade Linie bildet. Ziehen Sie Ihren Bauchnabel in den Bauch hinein, und spüren Sie, wie Ihre oberen Bauchmuskeln arbeiten. Halten Sie diese Spannung für 15 bis 30 Sekunden an, bis Sie die Ausführung wiederholen.

⊛ Für später: Halten Sie die Spannung für 30 bis 60 Sekunden, und heben Sie ein Bein in die Luft.

3 SETS, JEWEILS 30 SEKUNDEN DAUER

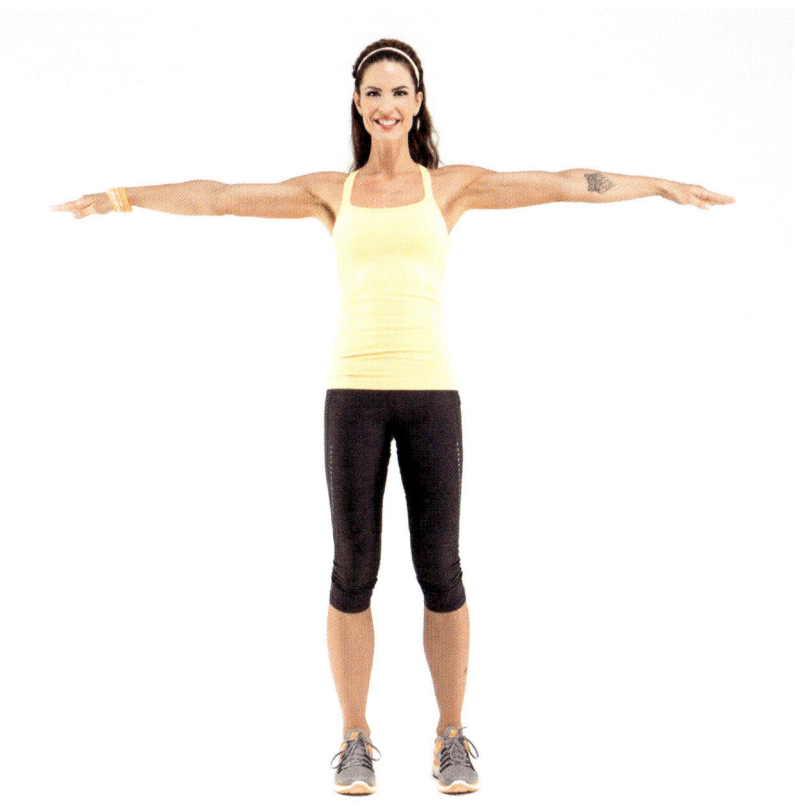

Übung 10: Armkreisen (Arm Circles)

- Stellen Sie sich gerade hin, mit den Füßen schulterbreit auseinander. Strecken Sie Ihre Arme in Schulterhöhe aus, sodass Ihr Körper eine T-Form bildet. Beginnen Sie mit kleinen kreisenden Bewegungen der Arme nach vorn. Lassen Sie den Radius immer größer werden, und wechseln Sie die Richtung der Kreisbewegung. Atmen Sie dabei gleichmäßig ein und aus.

- Für später: Machen Sie diese Übung mit 2 bis 4 kg schweren Hanteln. Sie können auch versuchen, ein Bein anzuwinkeln, um zusätzlich die Bauchmuskeln mitarbeiten zu lassen.

3 SETS, JEWEILS 1 MINUTE DAUER

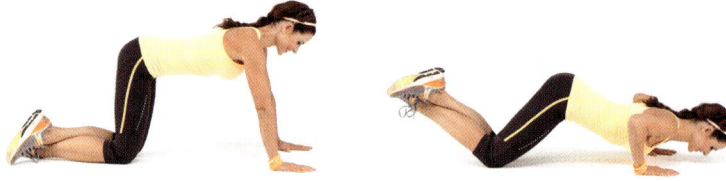

Übung 11: Liegestütze (Push-Ups)

- Begeben Sie sich auf die Knie, und stützen Sie sich mit den Händen etwas weiter als schulterbreit vor dem Körper ab. Die Hände sollten in der Ausgangsstellung etwa auf Höhe der Brust sein. Schauen Sie mit dem Kopf nach unten, und achten Sie darauf, dass Ihre Hüften angespannt sind. Die Arme nicht ganz durchstrecken, um die Ellbogengelenke zu schonen.
- Senken Sie nun den Körper nach unten. Ihr Bauch und die Beine sind angespannt. Die Ellbogen zeigen nach außen, und die Bewegung wird ganz von der Brust und den Armen durchgeführt. Führen Sie die Übung langsam aus, und atmen Sie beim Runtergehen ein und beim Hochdrücken wieder aus.
- Um die Handgelenke nicht überzubeanspruchen, können Sie ein paar Hanteln oder spezielle Griffstücke benutzen. Oder Sie führen die Liegestütze auf den Fäusten aus.
- Für später: Strecken Sie die Knie durch, und stellen Sie sich mit den Füßen auf die Zehenspitzen. Ihr Kopf ist die Verlängerung der Wirbelsäule und bildet mit dem Rest des Körpers eine gerade Linie. Sie können Ihre Hände bei der Liegestütz auf einem Ball abzustützen. Das ist anstrengend!

3 SETS, 12 WIEDERHOLUNGEN

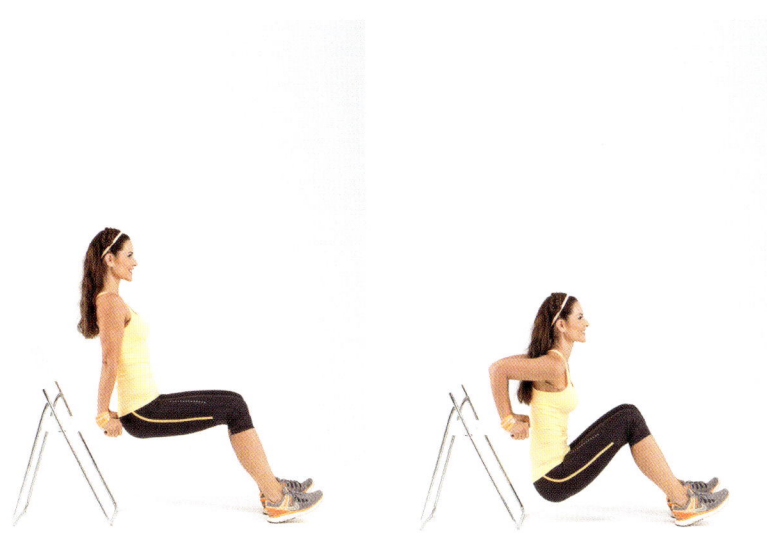

Übung 12: Ellbogen Beuge (Trizep Dips)

- Setzen Sie sich auf einen stabilen Stuhl. Greifen Sie mit Ihren Händen jeweils neben dem Gesäß nach der Sitzkante, und umfassen Sie diese. Ihre Handrücken zeigen dabei nach vorn. Jetzt platzieren Sie Ihre Füße hüftbreit voneinander entfernt ein bisschen weiter als in einem 90-Grad-Winkel nach vorn auf den Boden und beugen dabei Ihre Arme, sodass Ihr Gesäß fast den Boden berührt und die Oberarme nahezu parallel zum Boden sind.
- Die Ellbogengelenke werden oben nicht komplett durchgestreckt, und die Arme öffnen sich niemals zur Seite! Sie bleiben immer senkrecht zum Körper. Versuchen Sie, möglichst nahe am Stuhl nach unten zu gleiten, und atmen Sie bei der Aufwärtsbewegung aus und bei der Senkung wieder ein.
- Für später: Strecken Sie die Beine komplett nach vorn aus, und platzieren Sie Ihre Fersen auf dem Boden.

3 SETS, 15 WIEDERHOLUNGEN

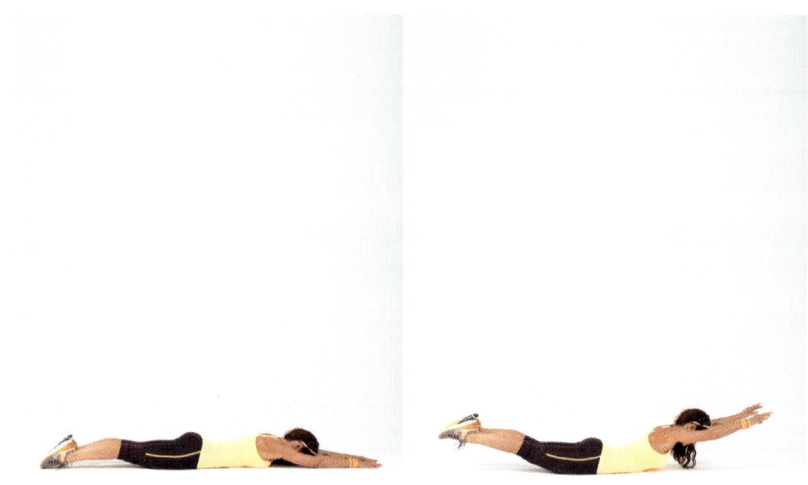

Übung 13: Superman

- Legen Sie sich mit dem Bauch flach auf eine Yogamatte, strecken Sie Ihre Arme nach vorn und die Beine nach hinten aus. Ihr Kopf schaut nach unten und bildet die Verlängerung Ihrer Wirbelsäule. Heben Sie jetzt gleichzeitig beide ausgestreckten Arme und beide ausgestreckten Beine so weit wie möglich nach oben an.
- Im höchsten Punkt halten Sie die Spannung für ein paar Sekunden an, bevor Sie Arme und Beine wieder nach unten absenken.
- Für später: Halten Sie die Spannung länger an.

Wir sind Vorbilder für unsere Kinder – ein guter Grund für Sport.

3 SETS , 15 WIEDERHOLUNGEN

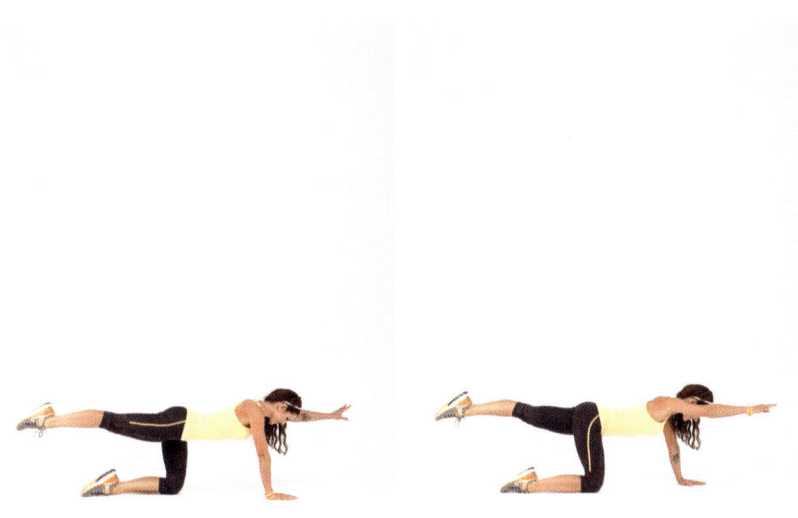

Übung 14: Bird Dog

- Stellen Sie die Knie und Hände auf eine Yogamatte. Ihre Hände sind unter den Schultern, Ihre Knie unter den Hüften, Ihre Fingerspitzen schauen nach vorn. Jetzt spannen Sie Ihre Bauchmuskeln an und strecken dabei die rechte Hand nach vorn und das linke Bein nach hinten aus. Dabei bleibt Ihre Wirbelsäule in neutraler Position.
- Halten Sie die Spannung für eine Sekunde, und kommen Sie dann in die Ausgangslage zurück, um Arm und Bein zu wechseln.
- Am Anfang mögen Sie Gleichgewichtsschwierigkeiten haben, das ist jedoch normal. Optimal ist es, wenn Sie diese Übung vor einem Spiegel ausführen können. Dabei kontrollieren Sie, dass die Schultern immer straff sind und mit dem Pelvis (Becken) parallel in einer Linie bleiben.
- Für später: Halten Sie die Spannung etwas länger an.

3 SETS, 15 WIEDERHOLUNGEN JEDE SEITE

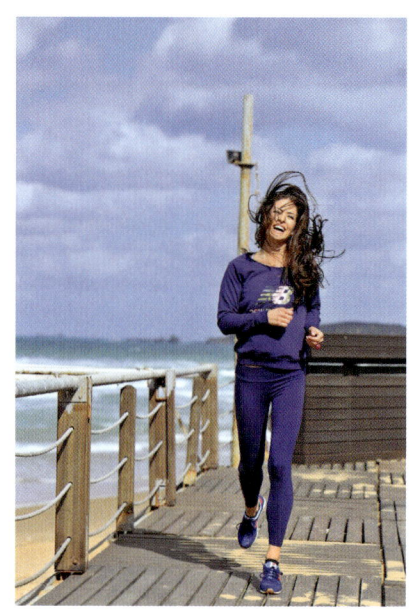

Übung 15: Laufen

- Laufen Sie 50 Minuten.
- Wenn Sie bei 55 bis 65 Prozent Ihrer maximalen Herzfrequenz MHR laufen (3 bis 5 km/h), sind Sie in der sogenannten Fettverbrennungszone. Ihr MHR können Sie übrigens ganz schnell ausrechnen: 220 minus Ihr Alter. Obwohl Laufen bei diesem Tempo ideal ist, um möglichst viele Kalorien von den Fettreserven zu verbrennen, verbrennen Sie insgesamt mehr Kalorien, wenn Sie schneller laufen (5 bis 7 km/h). Ich empfehle Ihnen deshalb, Ihr Tempo nach oben anzupassen. Wenn Sie nicht ganze 50 Minuten schnell laufen mögen, können Sie schnellere Intervalle einschalten: Laufen Sie zum Beispiel 3 Minuten bei gemäßigtem und 3 Minuten bei schnellem Tempo.
  Hinweis: Die Übung ist identisch mit der Dienstag-Übung. Sie ist deswegen noch einmal abgedruckt, damit Sie sie auch wirklich durchführen und sie nicht übersprungen wird.
- Wie können Sie Ihr Tempo messen? Es gibt zahlreiche Applikationen, die Sie kostenlos herunterladen können. Wenn Sie Ihr Telefon nicht dabei haben (was ich Ihnen empfehle), können Sie einen simplen Atemtest machen. Wenn Sie mit einem Partner problemlos und ohne nach Atem zu ringen reden können, beträgt Ihr Tempo 3 bis 5 km/h. Wenn Sie hingegen nach jedem oder jedem zweiten Satz um Luft ringen, beträgt Ihr Tempo 5 bis 7 km/h.
- Wenn Sie nicht am Stück 50 Minuten laufen können, laufen Sie zweimal die Hälfte der Zeit.
- Wenn Sie nach Hause kommen, machen Sie noch folgende Bauchübungen:

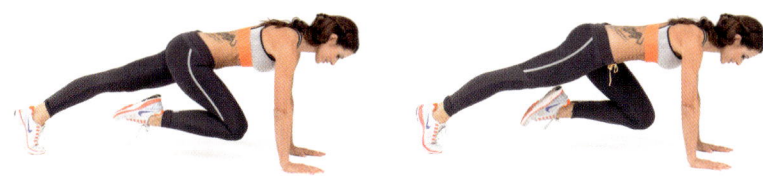

Übung 16: Bergsteiger (Mountainclimber)

- Kommen Sie in die Liegestützposition, Ihr ganzer Körper ist angespannt. Ihr Kopf schaut nach unten, und Ihre Schultern befinden sich über Ihren Händen. Die Hände bleiben während der gesamten Übung fest auf dem Boden.
- Nun ziehen Sie das rechte Knie zum rechten Ellbogen hoch, während das linke Bein gestreckt hinten bleibt. Von dieser Position wechseln Sie mit einem dynamischen Sprung das Bein.
- Jetzt ziehen Sie das linke Knie zum linken Ellbogen hoch und strecken das rechte Bein nach hinten durch. Wenn das für Sie am Anfang zu schwierig ist, dann führen Sie die Übung ohne Sprünge und langsam aus.
- Für später: Führen Sie die Übung mit höherem Tempo aus.

3 SETS, JEWEILS 1 MINUTE DAUER

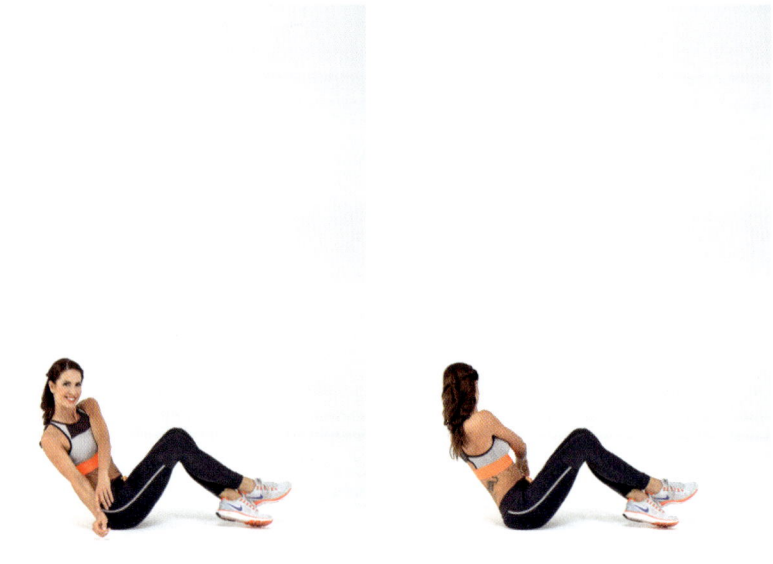

Übung 17: Russian Twist

⚅ Setzen Sie sich mit den Knien angewinkelt auf eine Yogamatte. Verschränken Sie die Beine, und stellen Sie sie auf den Boden ab. Oberkörper und Oberschenkel bilden dabei einen 90-Grad-Winkel.

⚅ Halten Sie die Spannung durchgängig an, und zeichnen Sie jetzt mit ausgestreckten Armen einen Halbkreis von links nach rechts und zurück. Führen Sie die Übung langsam aus, und lassen Sie Ihr Becken nicht abknicken, damit Ihre Bauchmuskulatur immer angespannt ist.

⚅ Wenn Sie können, heben Sie die Beine vom Boden ab, sodass sie etwa 5 bis 10 Zentimeter über dem Boden schweben. Achten Sie jedoch darauf, dass Sie nicht nach rechts und links ausschwingen, sie bleiben immer stabil in der Mitte und nur der Oberkörper bewegt sich.

⚅ Für später: Führen Sie die Übung mit einer 2 bis 4 kg schweren Hantel aus.

3 SETS, 15 WIEDERHOLUNGEN JEDE SEITE

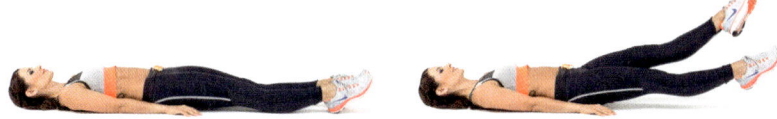

Übung 18: Wechselschlag (Flutter Kicks)

- ✽ Legen Sie sich flach auf den Rücken, und strecken Sie Ihre Arme dem Körper entlang aus. Heben Sie nun Ihre Fersen etwa 15 Zentimeter vom Boden ab, und bewegen Sie Ihre Beine wie eine Schere immer versetzt in kleinen Bewegungen rauf und runter.
- ✽ Für später: Führen Sie die Übung schneller aus.

Nach einem Monat Squatgirl-Programm werden Sie einen großen Unterschied feststellen.

3 SETS, JEWEILS 1 MINUTE DAUER

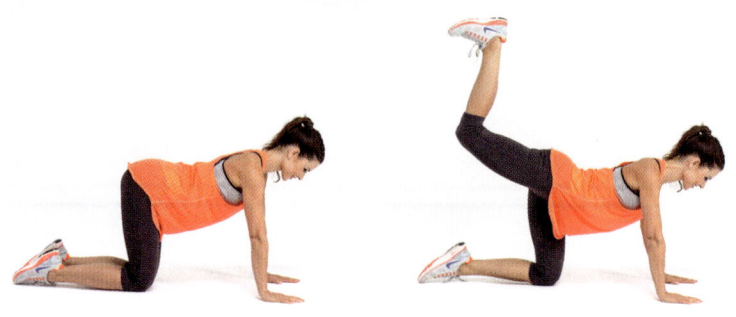

Übung 19: Eselstritt (Donkey Kicks)

- Stützen Sie sich mit Händen und Knien auf einer Yogamatte ab. Ihre Hände positionieren Sie mit nahezu ausgestreckten Armen unter den Schultern, Ihre Beine sind zu 90 Grad angewinkelt, und die Füße sind hüftbreit auseinander. Ihr Rücken ist gerade, und die Bauchmuskeln sind angespannt.
- Jetzt strecken Sie das rechte Bein nach hinten aus, sodass die Fußsohlen in Richtung Decke zeigen. Das Bein sollte sich parallel zum Boden befinden. Sie können das Bein aber für eine größere Belastung auch höher nach oben anheben.
- Atmen Sie bei der Aufwärtsbewegung aus und während Sie in die Ausgangsposition zurückgehen wieder ein. Ihr Kopf schaut nach unten auf den Boden und bildet die Verlängerung zu Ihrer Wirbelsäule.
- Machen sie 15 Wiederholungen mit dem rechten Bein und wechseln Sie dann zum linken Bein.
- Für später: Führen Sie die Übung mit Gewichtsmanschetten an den Fußgelenken aus.

3 SETS, 15 WIEDERHOLUNGEN JEDE SEITE

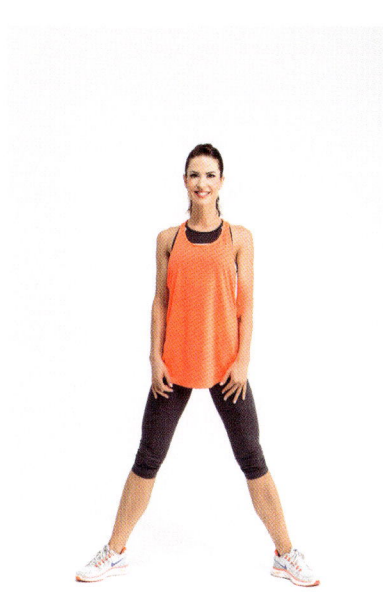
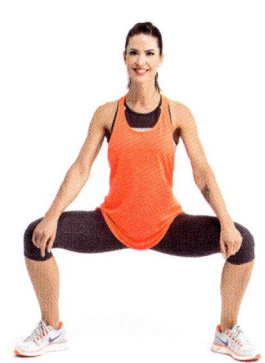

Übung 20: Sumo Kniebeugen (Sumo Squat)

◉ Ihre Füße sind deutlich weiter als schulterbreit auseinander positioniert. Ihre Zehenspitzen schauen leicht nach außen. Ihr Oberkörper ist gerade durchgestreckt, Ihre Brust drücken Sie nach vorn und Ihren Po nach hinten raus. Die Bauchmuskeln sind angespannt und der Blick nach vorn gerichtet. Der untere Teil Ihres Rückens befindet sich in einer leichten Hohlkreuzstellung. Jetzt beugen Sie die Beine, indem Sie das Gesäß absenken und den Oberkörper dabei leicht nach vorn neigen. Atmen Sie während der Abwärtsbewegung ein. Wichtig ist, dass Ihre Knie stets in die gleiche Richtung wie die Fußspitzen zeigen und dass die Kniegelenke hinter den Fußspitzen oder auf gleicher Höhe bleiben. Wenn die Oberschenkel parallel zum Boden sind, haben Sie den Endpunkt der Abwärtsbewegung erreicht. Anschließend strecken Sie die Beine mit Druck über die Fersen durch und atmen dabei aus.

◉ Für später: Halten Sie während der Übung mit Ihren Händen eine Hantel vor der Brust.

3 SETS 15 WIEDERHOLUNGEN

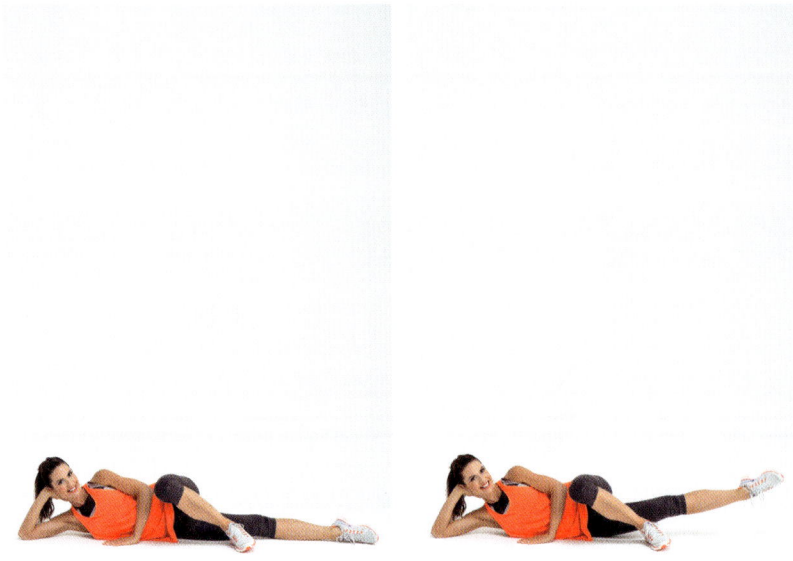

Übung 21: Innerer Oberschenkel Heber (Inner Tigh Lift)

◉ Legen Sie sich seitwärts auf eine Yogamatte. Strecken Sie das rechte Bein dem Boden entlang aus, und schlagen Sie das linke Bein darüber. Ihren linken Fuß stützen Sie vor sich auf dem Boden auf. Sie können Ihren Kopf auf der Hand Ihres angewinkelten rechten Armes aufstützen oder ihn auf dem ausgestreckten rechten Arm auf den Boden legen.

◉ Ihre Bauchmuskeln bleiben während der gesamten Übung angespannt, die Schultern sind straff. Während Sie ausatmen, heben Sie nun das rechte Bein parallel zum Boden in die Luft.

◉ Atmen Sie wieder ein, wenn Sie das Bein gegen den Boden senken. Das Bein bleibt aber immer ein paar Zentimeter über dem Boden schweben.

◉ Für später: Führen Sie die Übung mit Gewichtsmanschetten an den Fußgelenken aus.

3 SETS 15 WIEDERHOLUNGEN JEDE SEITE

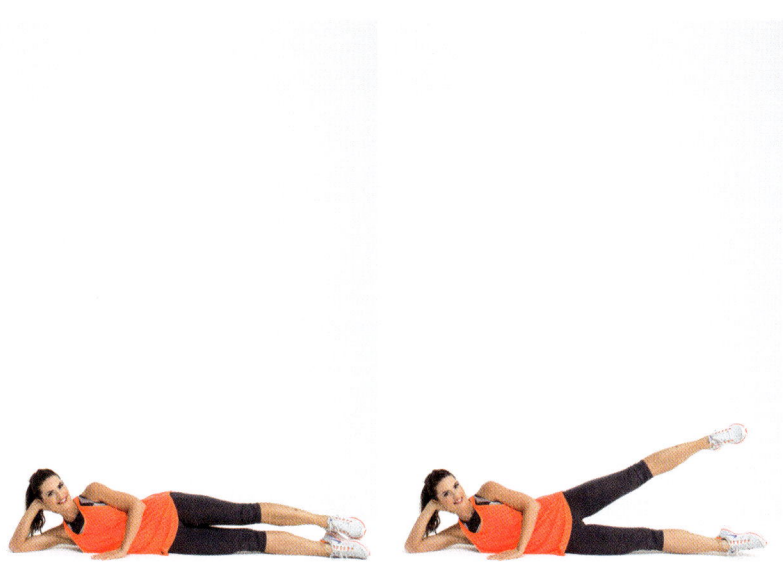

Übung 22: Äußerer Oberschenkel Heber (Outer Leg Lift)

- Legen Sie sich seitwärts auf eine Yogamatte. Strecken Sie das rechte Bein dem Boden entlang aus, und legen Sie das linke Bein gestreckt darüber. Sie können Ihren Kopf auf der Hand Ihres angewinkelten rechten Armes aufstützen oder ihn auf dem ausgestreckten rechten Arm auf den Boden legen.
- Ihre Bauchmuskeln bleiben während der gesamten Übung angespannt, die Schultern sind straff. Während Sie ausatmen, heben Sie das rechte Bein parallel zum Boden in die Luft.
- Atmen Sie wieder ein, wenn Sie das Bein senken. Das untere Bein bleibt aber immer ein paar Zentimeter über dem Boden schweben.
- Für später: Führen Sie die Übung mit Gewichtsmanschetten an den Fußgelenken aus.

3 SETS, 15 WIEDERHOLUNGEN JEDE SEITE

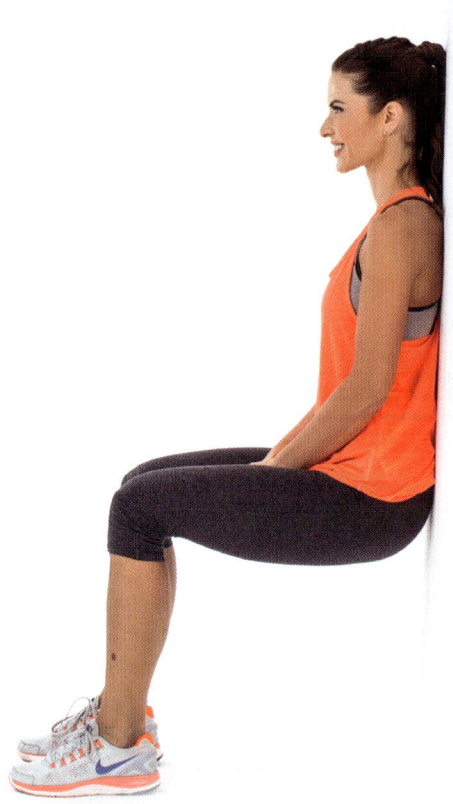

Übung 23: Kniebeuge gegen die Wand (Wall Squat)

- Lehnen Sie sich ungefähr mit einem Schritt Entfernung mit dem Rücken gegen eine Wand. Ihre Füße stehen hüftbreit nebeneinander. Jetzt beugen Sie Ihre Knie und rutschen mit dem Rücken an der Wand entlang hinunter, bis Ihre Oberschenkel parallel zum Boden sind.
- Halten Sie die Spannung für 15 bis 30 Sekunden. Dann lockern Sie Ihre Beine und wiederholen die Übung.
- Für später: Halten Sie die Spannung bis zu 1 Minute lang an.

3 SETS, JEWEILS 30 SEKUNDEN DAUER

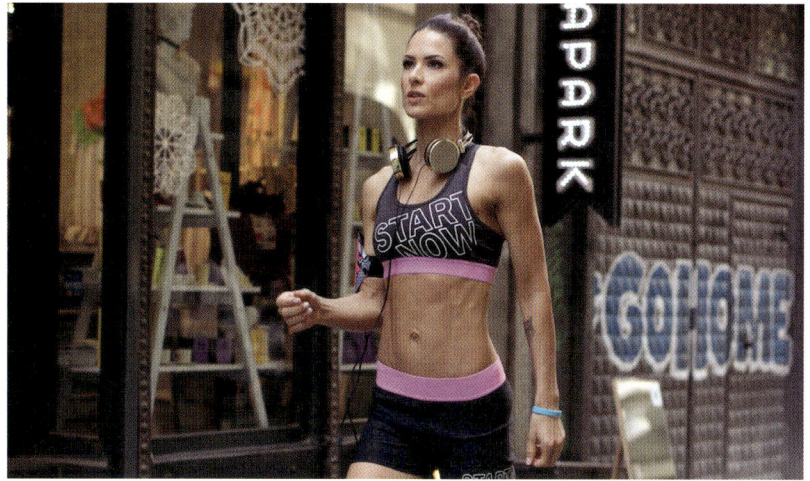

Übung 24: Laufen

- Laufen Sie 50 Minuten.
- Wenn Sie bei 55 bis 65 Prozent Ihrer maximalen Herzfrequenz MHR laufen (3 bis 5 km/h), sind Sie in der sogenannten Fettverbrennungszone. Ihre MHR können Sie übrigens ganz schnell ausrechnen: 220 minus Ihr Alter. Obwohl Laufen bei diesem Tempo ideal ist, um möglichst viele Kalorien von den Fettreserven zu verbrennen, verbrennen Sie insgesamt mehr Kalorien, wenn Sie schneller laufen (5 bis 7 km/h).
- Ich empfehle Ihnen deshalb, Ihr Tempo nach oben anzupassen. Wenn Sie nicht 50 Minuten lang schnell laufen mögen, können Sie schnellere Intervalle einschalten: Laufen Sie zum Beispiel 3 Minuten bei gemäßigtem Tempo und 3 Minuten bei schnellem Tempo.
- Wie können Sie Ihr Tempo messen? Es gibt zahlreiche Applikationen, die Sie kostenlos herunterladen können. Wenn Sie Ihr Telefon nicht dabei haben (was ich Ihnen empfehle!), können Sie einen simplen Atemtest machen: Wenn Sie mit einem Partner problemlos und ohne nach Atem zu ringen reden können, beträgt Ihr Tempo 3 bis 5 km/h. Wenn Sie dagegen nach jedem oder jedem zweiten Satz um Luft ringen, beträgt Ihr Tempo 5 bis 7 km/h.
- Wenn Sie nicht am Stück 50 Minuten laufen können, laufen Sie zweimal die Hälfte der Zeit.
- Wenn Sie nach Hause kommen, führen Sie noch folgende Bauchübungen durch:

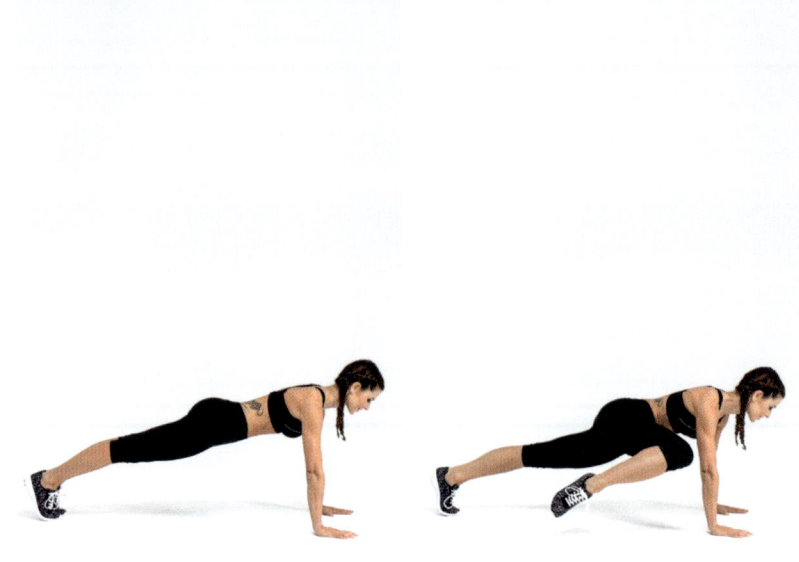

Übung 25: Spiderman Liegestütz

- ⊛ Nehmen Sie die Liegestütz-Position ein. Ihre Hände sind schulterbreit und Ihre Zehenspitzen hüftbreit auf dem Boden. Sie schauen nach unten, Ihr Kopf bildet eine Verlängerung der Wirbelsäule. Die Bauchmuskeln sind angespannt, Ihr Körper bildet vom Kopf bis zu den Füßen eine gerade Linie.
- ⊛ Jetzt heben Sie den rechten Fuß leicht an und ziehen das Knie in einem äußeren Bogen so weit wie möglich zum rechten Ellbogen heran. Anschließend bringen Sie das Bein in seine Ausgangsposition zurück und wiederholen das Ganze mit dem linken Bein.
- ⊛ Für später: Sie können Gewichtsmanschetten um Ihre Fußgelenke schnallen.

3 SETS, 15 WIEDERHOLUNGEN JEDE SEITE

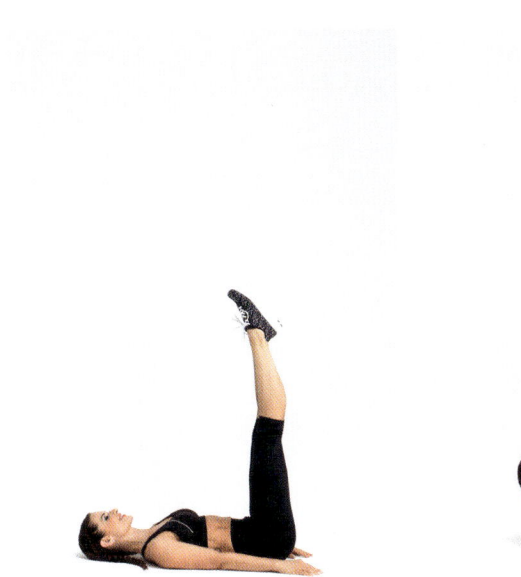
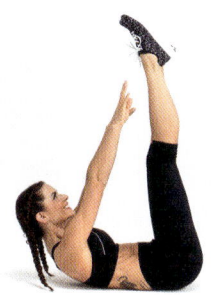

Übung 26: Toe Touches

- Legen Sie sich mit dem Rücken auf eine Yogamatte, und strecken Sie die Beine senkrecht nach oben. Ihre Knie sind dabei leicht gebeugt.
- Nun strecken Sie Ihre Arme ebenfalls senkrecht nach oben. Ihr Kopf ist entspannt und Ihr Blick auf die Zehen gerichtet.
- Lösen Sie nun die Schulterblätter vom Boden, und strecken Sie die Finger in Richtung Zehen.
- Obwohl die Übung *Toe Touches* heißt, ist es normal, die Zehen nicht berühren zu können. Strecken Sie sich lediglich, so weit es geht. Am höchsten Punkt halten Sie die Spannung für eine Sekunde an und senken dann Ihren Oberkörper wieder langsam nach unten ab.
- Für später: Halten Sie in Ihren Händen zwei 2 bis 4 kg Hanteln.

3 SETS, 15 WIEDERHOLUNGEN

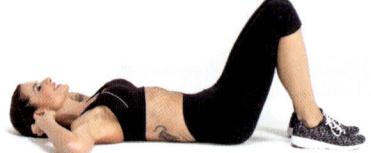 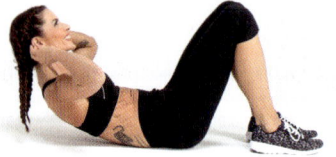

Übung 27: Crunches

⚙ Legen Sie sich in Rückenlage und mit gebeugten Knien auf eine Yogamatte. Ihre Fußsohlen stehen flach auf dem Boden, der Abstand zwischen Ihren Beinen ist maximal hüftbreit. Ihre Hände berühren mit den Fingerspitzen rechts und links den Kopf, die Ellbogen zeigen dabei nach außen. Ihr Kopf ist entspannt, und Ihr Blick ist leicht nach oben gerichtet.

⚙ Jetzt heben Sie die Brust vom Boden ab und bewegen Ihren Rumpf in Richtung der Kniegelenke. Während dieser Bewegung wird der Oberkörper leicht gekrümmt. Atmen Sie bei der Aufwärtsbewegung aus und wenn Sie den Oberkörper absenken wieder ein. Um die Muskelspannung aufrechtzuerhalten, senken Sie den Oberkörper nicht völlig ab, sondern halten Kopf, Arme und Schultern in der Luft.

⚙ Für später: Heben Sie die Füße hoch, sodass die Unterschenkel mit dem Boden eine Parallele bilden.

3 SETS, 15 WIEDERHOLUNGEN

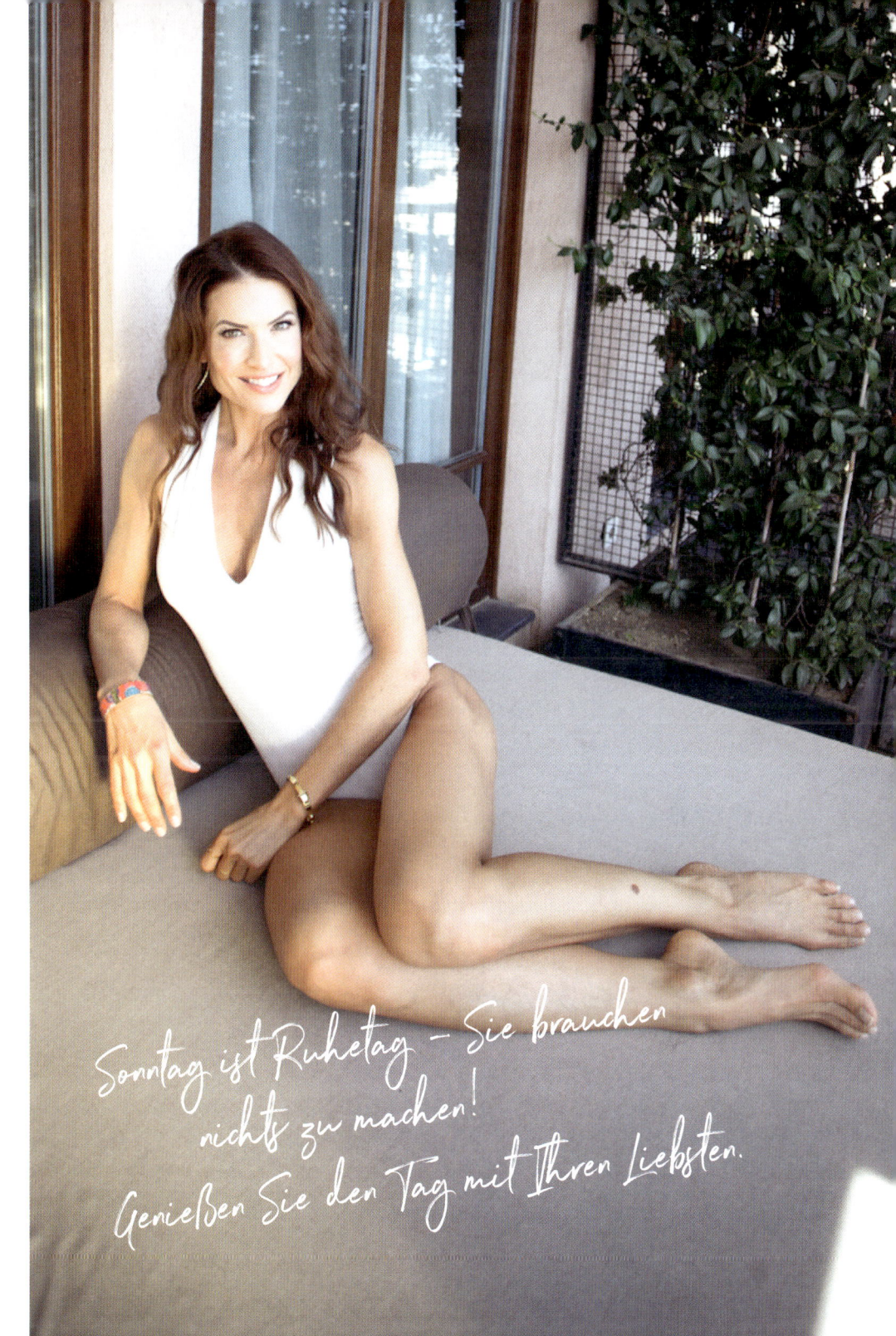

Sonntag ist Ruhetag – Sie brauchen
nichts zu machen!
Genießen Sie den Tag mit Ihren Liebsten.

Schritt 11
Mehr Muskeln, weniger Fett

Sie wollen einen straffen Körper, bei dem sich die Muskeln leicht abzeichnen? Dann heißt die Strategie: Fett ab- und gleichzeitig Muskeln aufbauen. Das geht so:

- Laufen Sie bei zügigem Tempo dreimal die Woche mindestens jeweils 50 Minuten.

  Wenn Sie joggen oder länger laufen wollen, ist das prima, und es wird Sie sprichwörtlich schneller ans Ziel bringen. Wenn Sie tagsüber unmöglich am Stück eine Stunde laufen können, teilen Sie sich die Zeit in zwei Blöcke auf: Steigen Sie zum Beispiel eine Station früher aus dem Bus aus, und laufen Sie ins Büro. Selbstverständlich können Sie auch schwimmen oder Fahrrad fahren.

- Wenn Sie sich mit der Zeit fitter fühlen, verbrennen Sie mehr Kalorien mit Intervall-Training! Laufen Sie zügig für 3 Minuten, dann laufen Sie für eine Minute sehr schnell, dann wieder zügig und so fort. Wiederholen Sie das Ganze. Analog: 3 Minuten gemütlich joggen und 1 Minute schnell rennen. Mit dieser Methode verbrennt Ihr Körper Stunden nach dem Ausdauer-Training immer noch weiter Energie.

- Ich sehe sehr viele Frauen im Fitness-Studio, die ein Buch lesen oder am Telefon diskutieren, während sie gleichzeitig 20 Wiederholungen an der Adduktoren-Maschine machen. Da sie die Übung nur mit 5 bis 25 kg (ich 105 kg) ausführen, könnten sie genausogut darauf verzichten und nach Hause gehen. Wenn Sie Muskeln aufbauen wollen, müssen Sie mit viel Gewicht arbeiten. Die Daumenregel lautet, dass Sie die letzten zwei Wiederholungen (10 bis 12) wirklich nur mit großer Anstrengung schaffen dürfen.

- Vielleicht können Sie beim dritten Set nur noch 10 Wiederholungen ausführen, das ist auch okay. Wichtig ist nur, dem Körper zu signalisieren, dass er der Herausforderung nicht gewachsen ist und stärker werden muss.
- Die Bedenken, Gewichtheben könnten zu einem männlichen, sehr muskulösen Körper führen, halten sich leider hartnäckig, doch sie sind völlig absurd. Für die enorme Zunahme an Muskelmasse bei Männern ist das Hormon Testosteron verantwortlich.

Im Sport sollte nicht ein Waschbrettbauch, sondern Gesundheit das Ziel sein.

- Während beim Mann Werte zwischen 2 und 12 ng/ml auftreten, sind bei Frauen Werte zwischen 0,1 und 0,12 ng/ml normal. Ich hebe mehr Gewichte als mancher Mann, und dennoch sind meine Arme und Beine nicht massig, sondern schlank.
- Neben Training und ausreichend Schlaf brauchen die Muskeln auch die richtige Nahrung, um wachsen zu können. Entscheidend ist L-Leucin, eine essenzielle Aminosäure, die chemisch gebunden als Bestandteil tierischen und pflanzlichen Proteins vorkommt.
- Folgende Nahrungsmittel haben einen hohen Gehalt an Leucin: Rindfleisch, Hähnchenbrust, Lachs, Ei, Walnüsse, Weizen-Vollkornmehl, Naturreis, Thunfisch, fettarmer Hüttenkäse und Erbsen. Da unser Körper Protein nicht speichern kann, ist es wichtig, die Protein-Leucin-Aufnahme über den Tag hinweg zu verteilen. Versuchen Sie, mit jeder Hauptmahlzeit etwa 30 g Protein aufzunehmen.

Schritt 12
Fans heizen Sie an

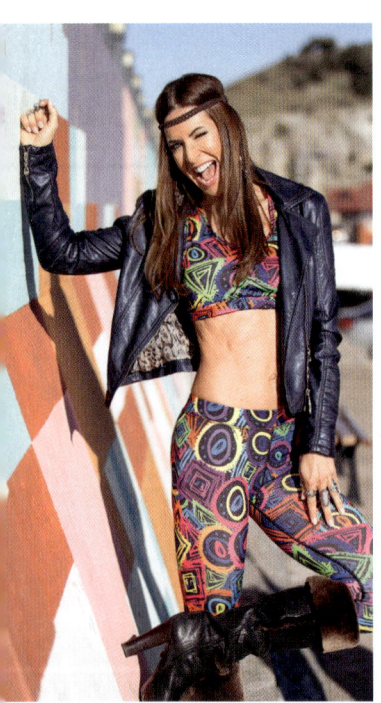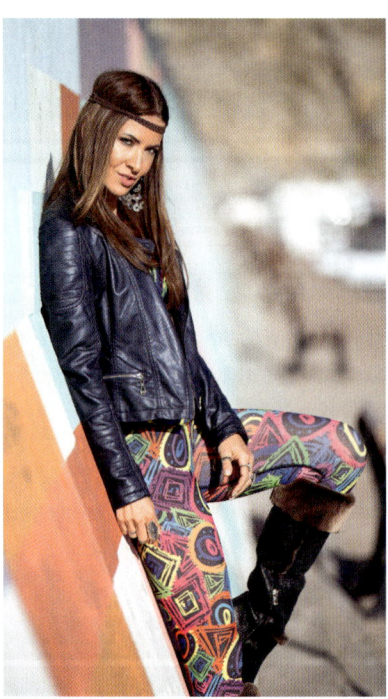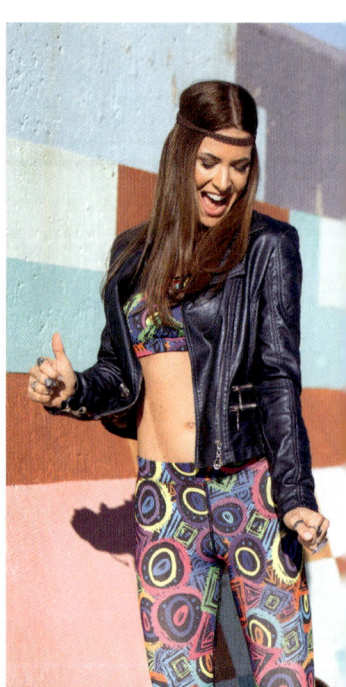

Vielleicht haben Sie schon ein Instagram-Profil und wissen daher, dass es sich dabei um eine Art Mini-Blog handelt, auf dem Sie Ihre Freunde mit Fotos an Ihrem Leben teilnehmen lassen können. Genial daran ist, dass Sie innerhalb von Millisekunden Kommentare und ein Herzchen als Zeichen der Zustimmung bekommen können.

Instagram

Deshalb ist Instagram die ideale Plattform für unser Projekt

1 Indem Sie Ihre Freunde zu Ihrem Instagram-Profil einladen, setzen Sie sich einem gesunden Druck aus. Erste Fotos von Ihrem Müsli und der gepackten Sporttasche werden dazu führen, dass Ihre Fans schon auf die nächsten Beiträge von Ihnen gespannt sind.

2 Wenn Sie möchten, dass Menschen außerhalb Ihres Freundeskreises Ihre Fotos anschauen können, müssen Sie Ihr Profil öffentlich machen. Wenn Sie es auf privat eingestellt haben, können nur von Ihnen autorisierte Leute einen Blick auf Ihre Fotos werfen, und Ihre Privatsphäre ist geschützt.

3 Wofür sind die Hashtags gut? Mit dem Hashtag sortieren Sie das Foto in eine bestimmte Themengruppe ein, die von Instagrammern gern und häufig aufgesucht wird. Auf diese Weise können wildfremde Nutzer Ihre Bilder *liken* und zu Ihrem Fan werden. Die Hashtags müssen am Anfang mit dem *Gartenhaag* und dann mit dem erwünschten Wort versehen werden. Es können auch zusammengesetzte Wörter, wie zum Beispiel *sommerferien* verwendet werden. Groß- und Kleinbuchstaben spielen dabei keine Rolle. Wichtig ist hingegen, dass die Wörter zusammengeschrieben sind. Wenn Sie Ihre Hashtags eingeben, wird Ihr Telefonanbieter Ihnen die Popularität und Alternativen dazu anzeigen.

4 Das Foto-Album dokumentiert Ihren Neuanfang und Ihren Weg zu einem fitten Lebensstil.

5 Sie motivieren damit Ihre Freunde und dadurch auch sich selbst.

6 Genauso wie Sie andere motivieren, können Sie sich von anderen Menschen inspirieren lassen. Schauen Sie einmal, wie andere trainieren und was sie essen, um fit zu bleiben.

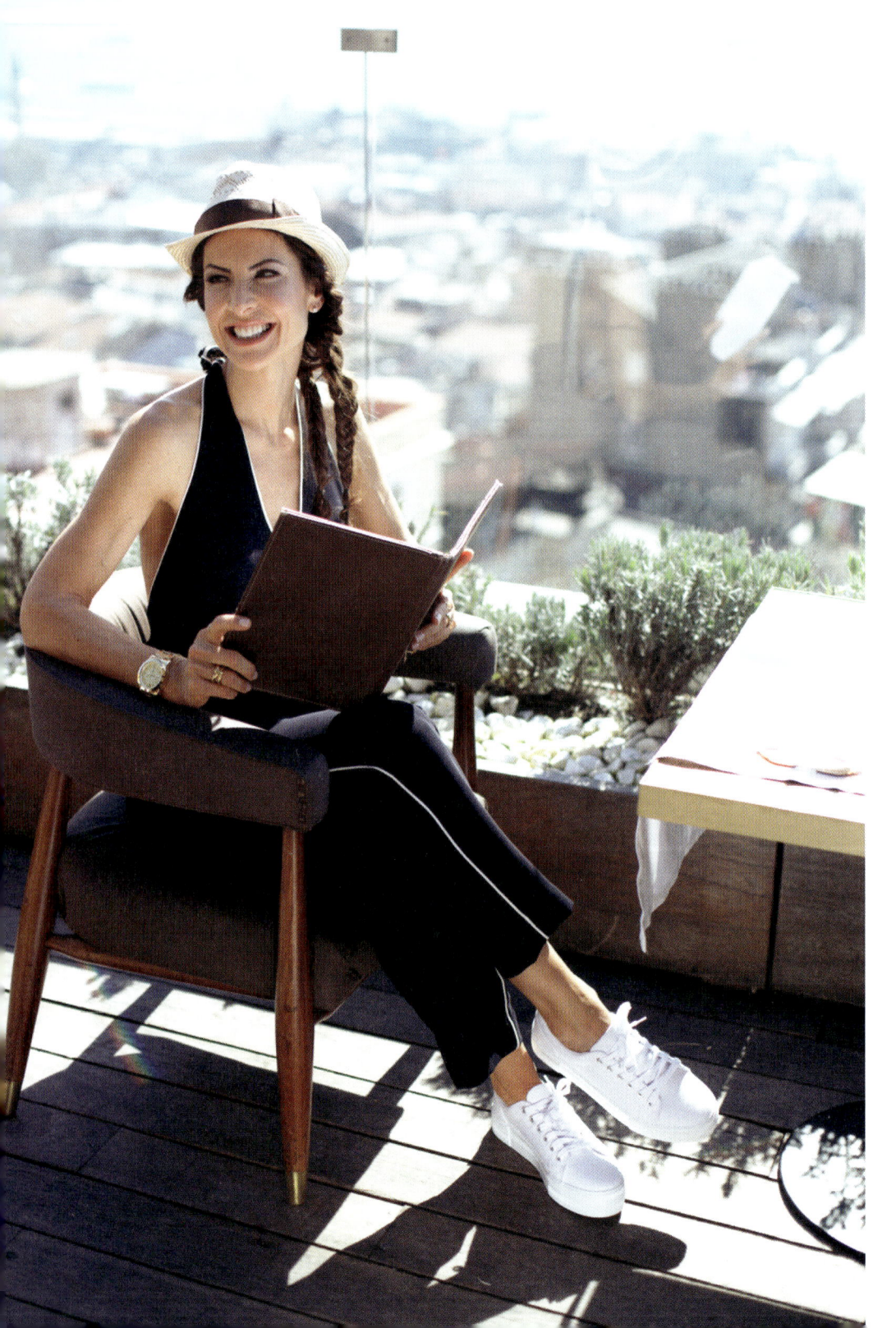

Praktische Tipps

1 Wählen Sie einen Benutzernamen, mit dem Sie sich identifizieren können. Das kann Ihr eigener Name sein oder eine Kombination aus Ihrem Namen mit Ihren Zielen wie zum Beispiel: »Sofia und das Ende von Nutella.«

2 Schreiben Sie in Ihrem Profil etwas über sich und die Art der Fotos, die Sie publizieren werden: »Fertig mit Diäten. Jetzt geht's los mit gesundem Essen und vor allem mit Trainieren!« So ein Text wird bei Ihren Freunden sowohl Neugier als auch Empathie wecken. Wenn Sie eine eigene Homepage haben, sollten Sie diese hier angeben.

3 Wählen Sie ein Foto, auf dem Sie gut zu erkennen sind. Irgendwann werden Sie das Porträt durch ein Handstand-Foto ersetzen!

4 Nutzen Sie die Option, auf der Landkarte anzugeben, wo das Foto geschossen wurde. Geben Sie den Namen des Parks oder des Ortes, wo Sie sich befinden, im Suchfenster ein, bevor Sie das Bild veröffentlichen. Wenn es sich um eine registrierte Stätte handelt, wird sie automatisch in der Liste auftauchen. Wenn nicht, können Sie selbst einen Eintrag machen.

5 Wenn Sie im Nachhinein die Ortschaft angeben, jemanden markieren oder den Text ändern möchten, können Sie das, indem Sie das Bild unten rechts anklicken und *edit* anwählen. Leider kann man bis heute das Bild nach seiner Publikation nicht mehr bearbeiten. Sie müssen es entweder löschen und neu hochladen, verlieren damit aber Likes – oder Sie leben damit.

6 Wählen Sie Ihre Hashtags bewusst. Sie sollten relevante Begriffe verwenden, die optimal auf Ihre Bilder zutreffen. Wenn Sie bekannte Hashtags verwenden, können viele Menschen Ihre Bilder sehen, doch gleichzeitig lauert darin die Gefahr, dass Ihre Fotos in der Flut verloren gehen.

7 Instagram gibt Ihnen die Möglichkeit, Bilder auch auf andere Plattformen wie zum Beispiel *Facebook* oder *Tumblr* zu schicken. Ich bin immer vorsichtig, meine Freunde nicht mit denselben Bildern zu langweilen und nutze diese Option nur ab und zu.

8 Ein *Like* motiviert nicht nur Sie oder mich, sondern auch Ihre Freunde oder Fremde, die sich Mühe gegeben haben, ein schönes Foto hochzuladen. Ein Like kostet Sie nichts und macht jemanden glücklich. Daher: ganz viel liken!

Schritt 13
Fotokurs

Damit Sie und der Salat besser aussehen

Wenn ich an meine ersten Fotos mit Rahmen zurückdenke, stehen mir die Haare zu Berge! Mittlerweile bin ich ein ziemlicher Profi im Fotografieren geworden, und es macht mir riesig Spaß. Hier meine Tipps, damit Ihr Album richtig schön wird:

1 Bestimmen Sie schon beim Fotografieren den Rahmen Ihres Bildes. Jetzt gibt es auch die Funktion, die Bilder anders als im Quadrat-Format zu veröffentlichen. Ich würde dennoch immer möglichst den Ausschnitt wählen, den ich am Schluss haben will. Ich würde Ihnen auch nicht empfehlen, mit der Quadrat-Option im *I-Phone* zu telefonieren – das bedeutet, dass Sie weniger Pixel haben und beim Zuschneiden limitiert sind.

2 Achten Sie auf die Symmetrie im Foto. Das Objekt sollte sich in der Regel in der Bildmitte des Fotos befinden und zentriert sein, egal ob es sich dabei um Sie selbst, um Ihre Schuhe oder Ihr Müsli handelt.

3 Füllen Sie das ganze Quadrat aus. Gerade bei Nahaufnahmen können Sie auch ein Objekt anschneiden. So können Sie zum Beispiel einen gedeckten Tisch mit nur einer Hand oder die zwei Müsli-Schalen mit nur der Hälfte des Blumenstraußes zeigen.

4 Wenn Sie einen mit Essen beladenen Tisch von oben fotografieren, wird das in den meisten Fällen gut aussehen. Lassen Sie Ihre Sonnenbrille und sonstige Accessoires (wie zum Beispiel dieses Buch) ruhig auf dem Tisch liegen.

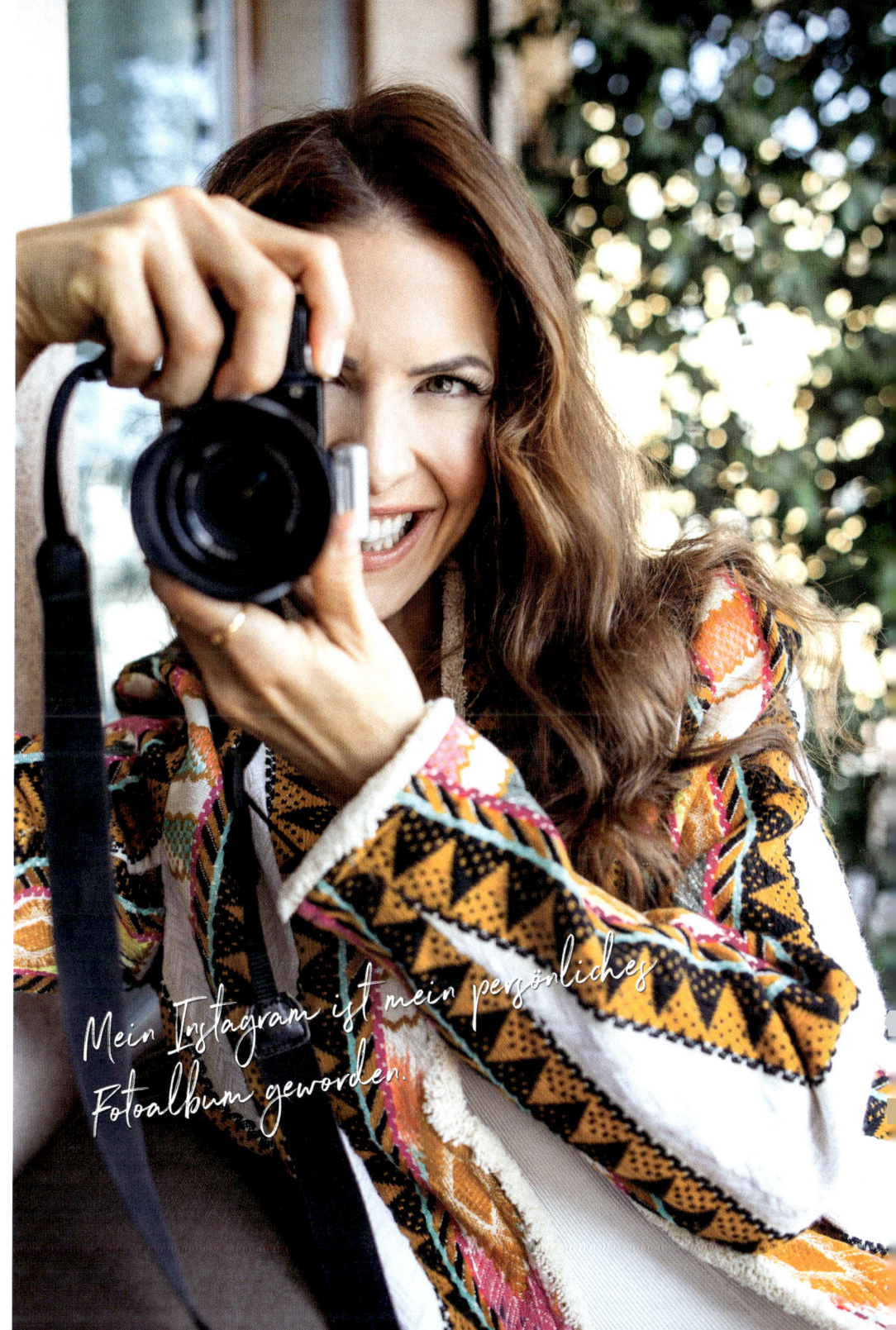

Mein Instagram ist mein persönliches Fotoalbum geworden.

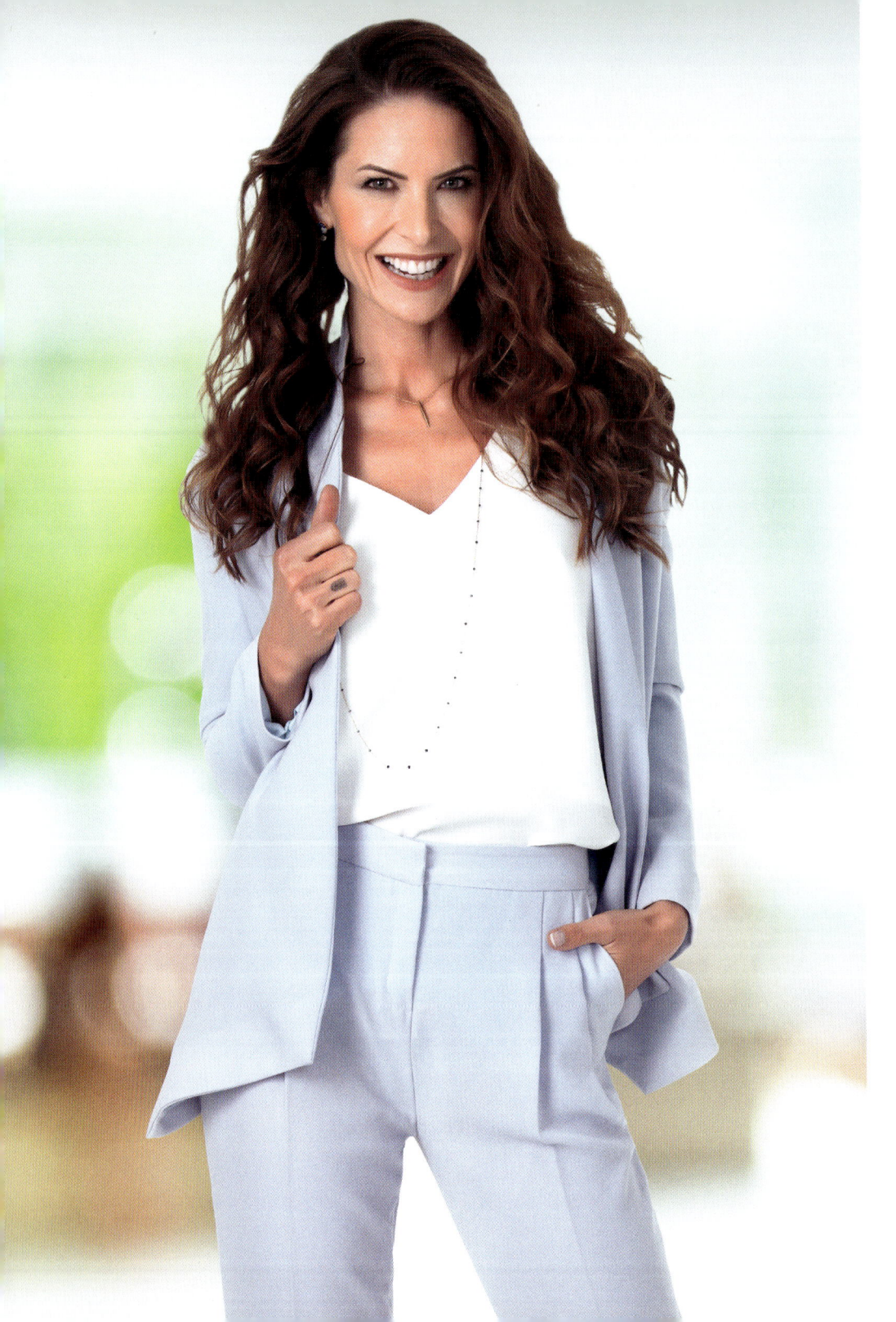

5 Entscheidend dafür, ob ein Foto gut wird oder nicht, ist das Licht. Da wir in der Regel keine professionellen Fotografen sind, ist das Sonnenlicht die beste Lichtquelle für uns. Versuchen Sie, wenn immer möglich, draußen zu fotografieren.

6 Ich empfehle Ihnen, keine Filter direkt anzuwenden. Es ist sinnvoll, die Möglichkeit der Nachbearbeitung zu nutzen und zum Beispiel die Belichtungszeit zu verlängern, wenn es draußen bewölkt war. Ich spiele sehr gern mit der Helligkeit, Struktur (für Nahrungsmittel) und Wärme. Ich verwende zusätzlich nur die *AfterFocus-Applikation*, die man sich aufs Smartphone laden kann. Diese ist sehr einfach zu bedienen und verleiht den Bildern durch die Unschärfe im Hintergrund mehr Tiefe.

7 Mein letzter Tipp: Fotografieren Sie drauflos! Übung macht den Meister! Und glauben Sie mir: Selbst Profis schießen teilweise Hunderte von Bildern, bis sie eines verwenden, das ihnen gefällt.

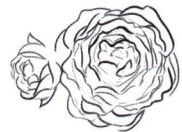

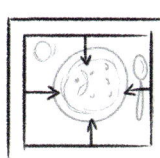

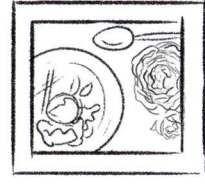

Fotografieren Sie am besten draußen mit Tageslicht.

Schritt 14
Vorher und nachher

Vorher-nachher bringt den Beweis.

1 Es geht weiter mit dem Fotografieren. Da Sie sich jeden Tag im Spiegel sehen und Ihnen die Veränderungen nicht sofort ins Auge springen werden, schlage ich Ihnen vor, dass Sie sich jeden Freitagmorgen vor dem Frühstück vor dem gleichen Spiegel, in den gleichen Kleidern von vorn und von der Seite fotografieren.

2 Am besten wäre es, wenn Sie sich im Bikini ablichten würden, denn die Veränderung lässt sich so besser dokumentieren als wenn Sie eine Trainingshose oder Leggins tragen, die Ihren Körper bedecken. Ein Bikini ist besser als Unterwäsche, weil Sie diese Fotos nachher Ihren Freundinnen und vielleicht sogar auf dem Squatgirl-Instagram zeigen können.

3 Sie können sprichwörtlich zuschauen, wie Ihr Fett wegschmilzt! Das wird Ihnen zeigen, dass sich die Mühe lohnt und dass Sie unbedingt weitermachen müssen.

4 Mir ist wichtig, dass Sie sich mit sich selbst vergleichen und nicht mit einem Super-Model oder einer Profi-Sportlerin. Sie sind einzigartig, und Ihr Körper verdient es, geliebt zu werden. Wenn Sie Vertrauen in Ihren Körper aufbauen und Respekt für ihn und seine enormen Leistungen empfinden können, werden Sie nicht mehr gegen ihn, sondern mit ihm zusammenarbeiten.

5 Ich will mich auf meinen Körper konzentrieren und mit ihm zusammen stärker werden. Deshalb werden Sie mich nie mit einem Telefon im Fitness-Studio antreffen. Diese eine Stunde gehört mir, und ich lasse mich von nichts und niemand ablenken.

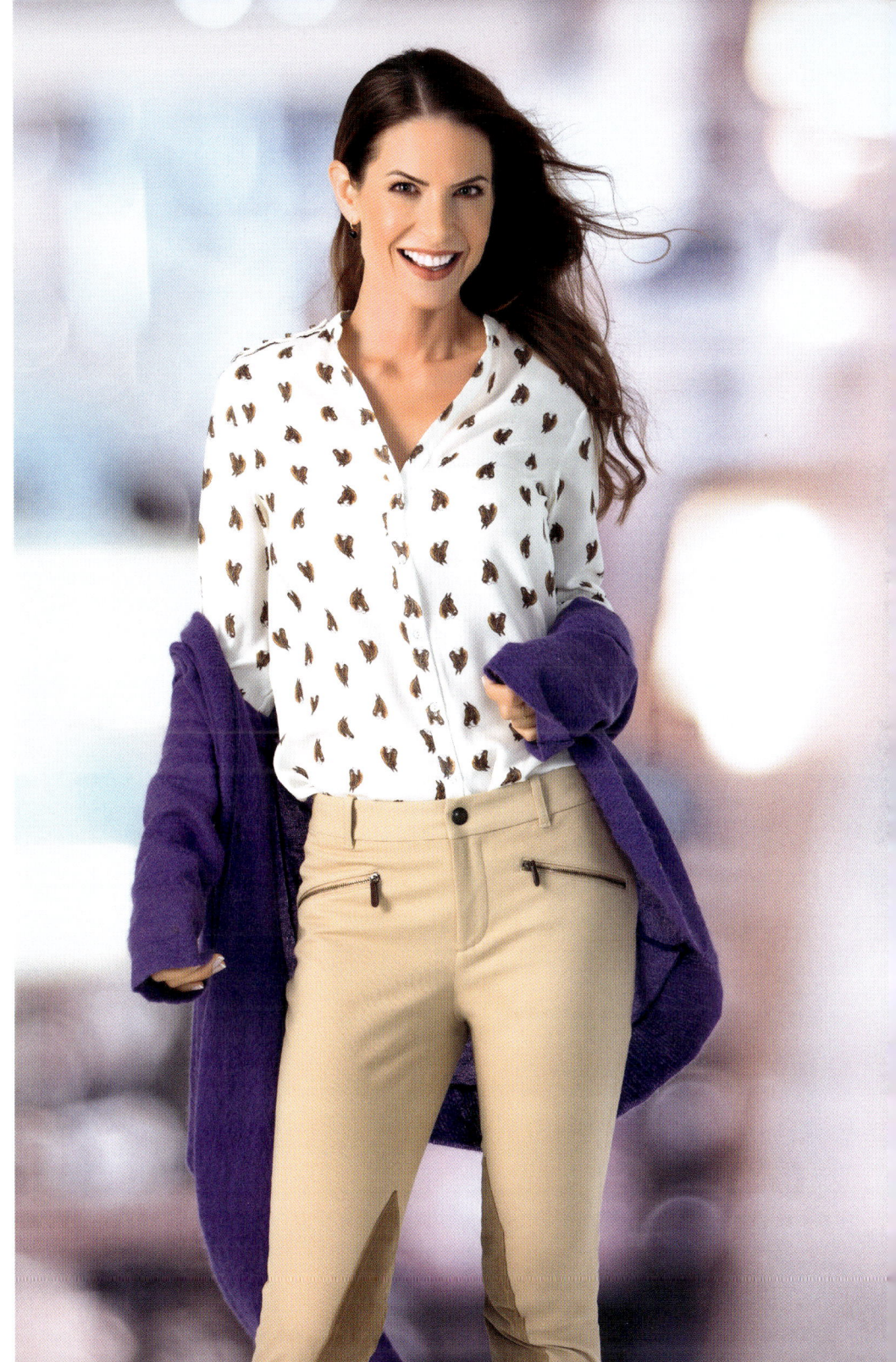

Schritt 15
Rettungsplan

Für die Zeit, wenn die »Zuckerkrise« kommt

Am besten ist es, die Heißhungerattacke gar nicht erst aufkommen zu lassen. Dafür können Sie folgende Vorkehrungen treffen:

1 Streichen Sie weißen Zucker, Rohrzucker, Fruchtzucker (wenn er zum Süßen eines Produktes beigegeben wurde, steht Fruktose auf der Packung, eine frische Frucht zu essen ist natürlich okay), Traubenzucker (Glukose), Malzzucker (Maltose), Sirup und Fruchtsaftkonzentrat von Ihrem Menüplan.

2 Verzichten Sie auf Süßstoffe! Sie können zur Gewichtszunahme führen. Studien legen nahe, dass Süßstoffe ebenso wie Zucker die Eigenschaft haben, abhängig zu machen. Die suchterzeugende Wirkung eines Süßreizes erwies sich sogar stärker als die von Kokain und Heroin. Süßstoff kann zudem den Appetit anregen, weil das Gehirn, das fast seinen gesamten Energiebedarf mit Zucker deckt, das Ziel verfolgt, den eigenen Glukosehaushalt konstant zu halten.

Wenn nun das Gehirn über den Geschmackssinn die Information erhält, dass gleich Zucker geliefert wird, wird automatisch die Bauchspeicheldrüse aktiviert und die entsprechende Menge Insulin zum Transport des vermeintlichen Zuckers freigesetzt. Später merkt unser Denkorgan aber, dass es mit einer Falschinformation getäuscht worden ist, und sichert seine Versorgung in der Folge mit einer gesteigerten Nahrungsaufnahme ab.

Deshalb: Lesen Sie die Packungsbeilagen, und weichen Sie nicht von normalem Zucker auf Süßstoff aus. Es ist besser, einfach immer ein bisschen weniger Zucker in Ihren Tee oder Kaffee zu rühren, damit sich Ihr Körper langsam an die zuckerfreie Nahrung gewöhnt.

3 In der Werbung wird zum Beispiel Honig als gesunde Alternative zu Zucker angepriesen. Honig enthält neben Fruktose, Glukose, Saccharose sowie weiteren Mehrfachzuckern darüber hinaus einige Mineralien und Enzyme. Das könnte ihn zu einer wertvollen Zuckerquelle machen, wäre da nicht sein hoher Zuckeranteil von 80 Prozent. Dieser konzentrierte Zucker kann natürlich ebenso wie Haushaltszucker Zahnschäden verursachen, die Bauchspeicheldrüse belasten und den Darm schädigen. Daher sollte Honig nur in sehr geringen Mengen verzehrt werden. Die allermeisten Zuckerarten sind der Gesundheit nicht dienlich, viele machen sogar krank. Den krank machenden Bakterien, Pilzen und Parasiten ist es wirklich egal, ob sie sich von raffiniertem Zucker oder hochwertigeren Sorten ernähren. Für sie spielt die Qualität der Süße keine Rolle. Dennoch gibt es auch Zuckerarten, die der Gesundheit nicht schaden. Hierzu zählen die Zuckeraustauschstoffe Xylit, Erythrit und Stevia. Zu den naturbelassenen und somit wirklich gesunden Zuckern zählen – neben dem Yacon-Sirup – jedoch nur jene, die in naturbelassenen Lebensmitteln enthalten sind. Gute Zuckerquellen sind auch der Manuka-Honig sowie der Kokosblütenzucker.*

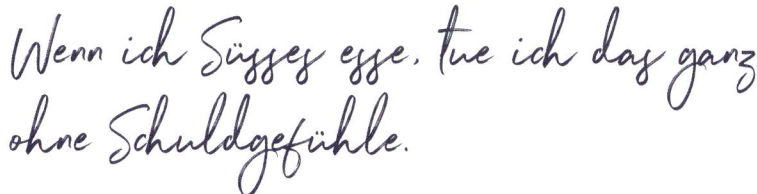

Wenn ich Süsses esse, tue ich das ganz ohne Schuldgefühle.

4 Meiden Sie Konservendosen- und Mikrowellengerichte. Kochen Sie selbst mit viel frischem Gemüse.

5 Trinken Sie täglich 2 bis 3 Liter Wasser. Sie können dem Wasser mit frischen Beeren, Apfelscheiben, Ingwerwurzel oder Zitronenstücken einen frischen Geschmack verleihen.

6 Wenn Sie die Schubladen und den Kühlschrank voll mit Schokolade und Desserts haben, ist die Versuchung groß, hineinzugreifen. Füllen Sie Ihre Schränke stattdessen mit frischen und getrockneten Früchten, Nüssen und Naturjoghurt.

7 Gönnen Sie sich einmal in der Woche eine kleine Portion Ihres Lieblingsdesserts.

* www.zentrum-der-gesundheit.de/zuckerlexikon.html

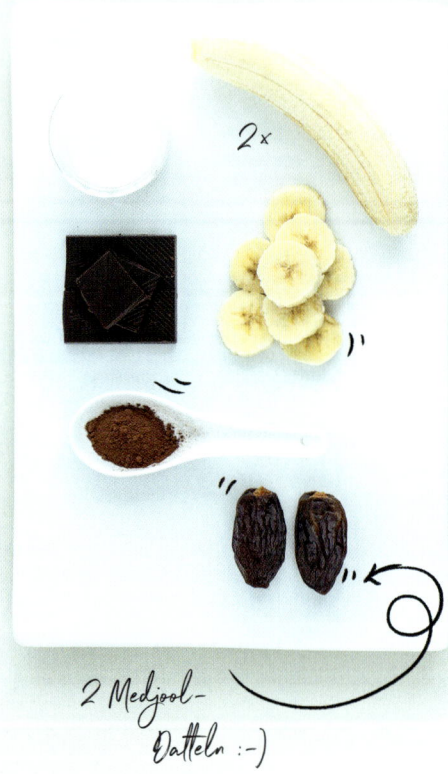

2×

2 Medjool-
Dattel :-)

Gesundes Eis (Nice-Cream)

Zutaten für 2 Portionen
2 reife Bananen
2 Medjool-Datteln
6 EL Mandelmilch

1 Schneiden Sie die Bananen in Scheiben, und legen Sie diese in einer Tüte in den Gefrierschrank.

2 Wichtig ist, dass Sie dies einen Tag im Voraus machen, nicht wenn Sie die Krise haben. Ich habe immer ein paar gefrorene Bananen im Tiefgefrierschrank.

3 Legen Sie die gefrorenen Bananen, die Datteln und die Flüssigkeit in den Mixer und pürieren Sie die Zutaten, bis Sie Eiscreme haben. Wenn Sie Schokoladengeschmack haben möchten, können Sie statt der Datteln einen EL Proteinpulver mit Schokoladengeschmack oder einen TL zuckerfreies Schokoladenpulver (Bitter) daruntermischen. Für meine Kinder mische ich manchmal auch eine Handvoll gefrorene Himbeeren oder Erdbeeren darunter.

4 Dekorieren Sie Ihre Eiscreme mit frischen Früchten oder Nussstückchen.

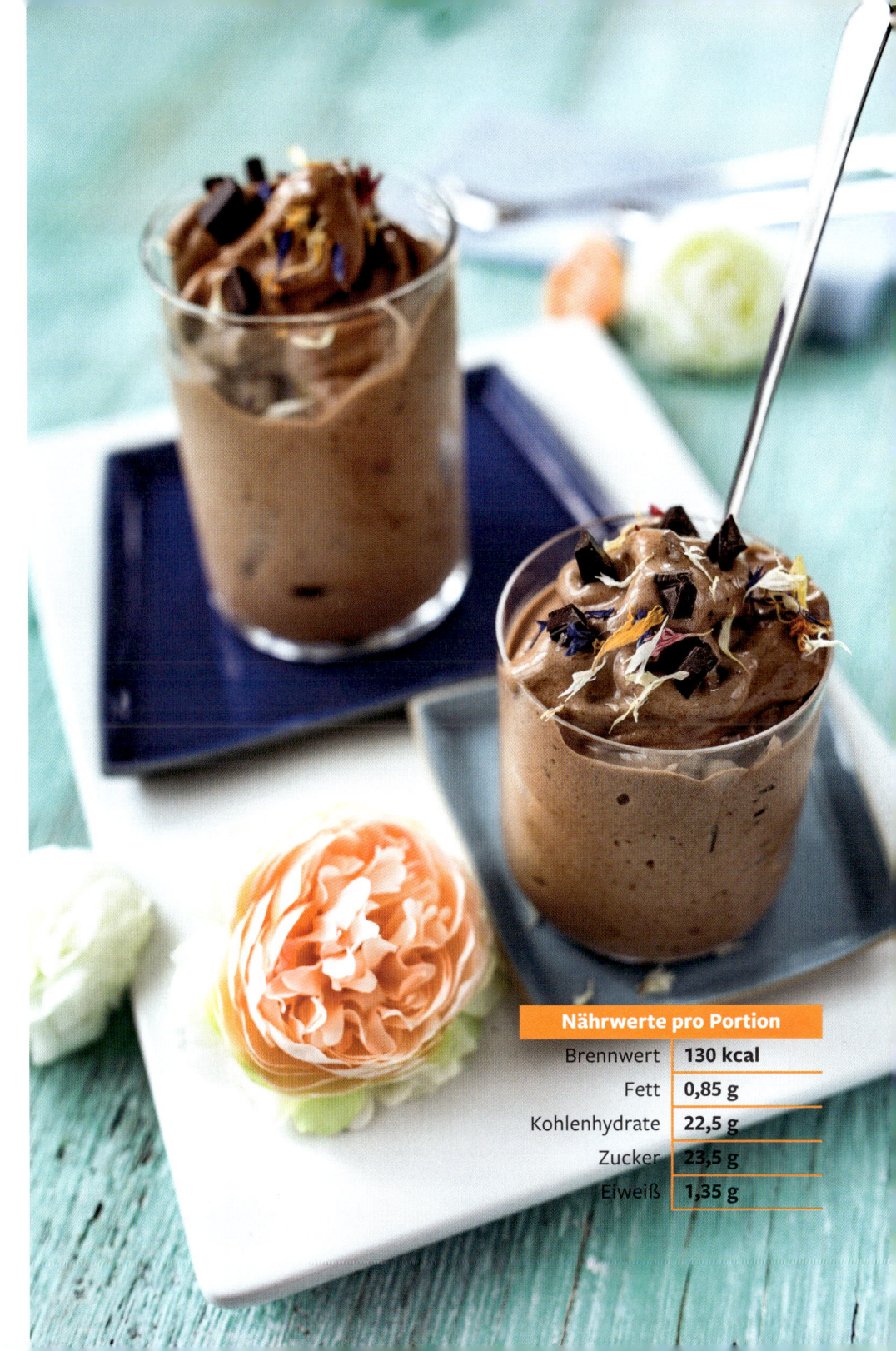

Nährwerte pro Portion	
Brennwert	**130 kcal**
Fett	**0,85 g**
Kohlenhydrate	**22,5 g**
Zucker	**23,5 g**
Eiweiß	**1,35 g**

Schritt 16
Die Zielliste

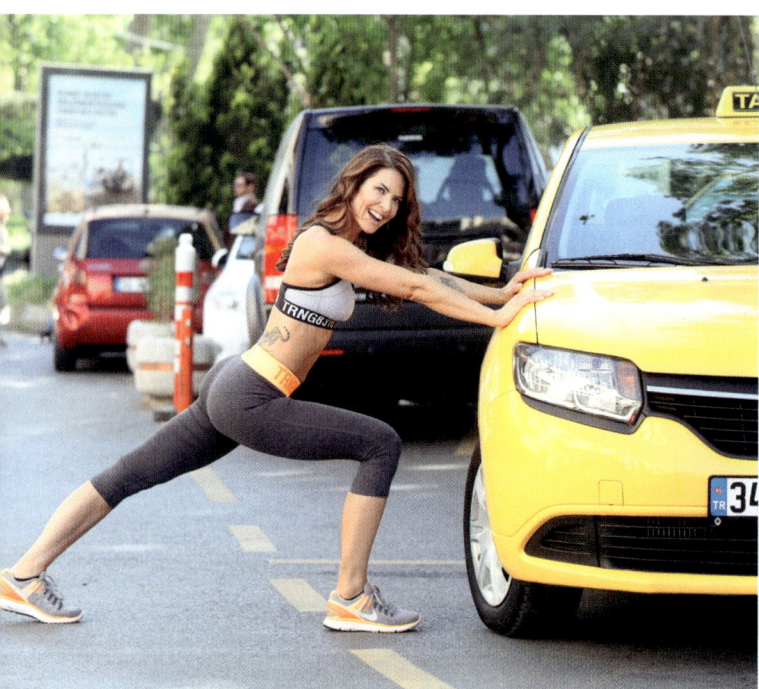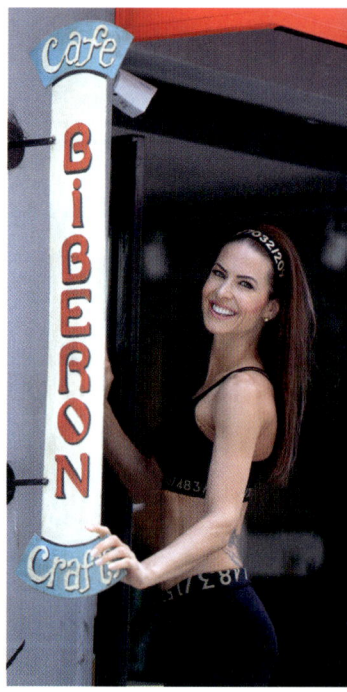

Sie haben sich bereits dazu entschieden, mit mir zusammen fit zu werden. Jetzt ist es an der Zeit, unsere Ziele zu definieren. Unten finden Sie eine Liste kurzfristiger Ziele, die es in dieser Woche zu erreichen gilt. Sie können die Liste auch ergänzen. Achten Sie jedoch unbedingt darauf, dass Ihre Ziele folgenden Kriterien entsprechen:

1 Konkret: Formulieren Sie Ihr Ziel klar und deutlich. *Fit werden* ist nicht konkret genug.

- Wollen Sie abnehmen?
- Wollen Sie Sport treiben?
- Wollen Sie mit dem Rauchen aufhören?
- Wollen Sie Gewicht verlieren?

2 Messbar: *Abnehmen* allein ist nicht messbar. Sie müssen eine Zahl angeben, sodass Sie wissen, wann Sie Ihr Ziel erreicht haben. Laut Untersuchungen können übergewichtige Menschen 5 bis 10 Prozent ihres Körpergewichtes verlieren. Sie könnten sich also 7 Prozent zu Ihrem Ziel machen, falls Sie übergewichtig sind. Wenn Sie einfach nur schlanker werden wollen, muss der Prozentsatz niedriger sein.

3 Relevanz: Ihr Ziel muss für Sie in Ihrem momentanen Leben eine Bedeutung haben. Lieben Sie Ihre Rundungen, oder fühlen Sie sich nicht bereit dazu? Wenn Sie sich Abnehmen zum Ziel gesetzt haben, nur damit Ihr Partner zu nörgeln aufhört, dann ist Abnehmen kein gutes Motiv für Sie. Suchen Sie sich ein Ziel, das Sie (und nur Sie!) motiviert.

4 Zeitspanne: Bei der Zielsetzung ist es wichtig, sich eine Frist zu setzen. Diese wird Sie motivieren, loszulegen und bis zum festgelegten Datum Gas zu geben. Bleiben wir bei unserem Beispiel: Laut Erfahrungswerten kann eine übergewichtige Person ½ bis 1 kg pro Woche abnehmen. Sie könnten Ihr Ziel also folgendermaßen formulieren: »Ich werde in einer Woche ½ kg abnehmen.«

Ihr mittelfristiges Ziel wäre möglicherweise: »In drei Monaten werde ich 7 Prozent meines jetzigen Körpergewichtes verlieren.«

Und das langfristige Ziel: »Ich werde mein neues Gewicht bis Ende des Jahres stabil halten.«

Ihre persönlichen Ziele

1 Ich überlege mir immer einen Tag im Voraus, was ich am nächsten Tag essen werde, und werde dafür entsprechende Vorbereitungen treffen.

2 Ich werde jeden Tag ein anderes der sieben vorgeschlagenen Frühstücksgerichte essen.

3 Ich werde ungesundes Essen außerhalb meiner Reichweite bringen und meine Schubladen im Büro und zu Hause mit getrockneten Früchten und Nüssen füllen.

4 Ich werde mein Mittagessen von zu Hause mitbringen, statt in ein Restaurant zum Essen zu gehen.

5 Ich werde jeden Tag viel Salat und frisches Gemüse essen.

6 Ich werde 6 Tage in der Woche keine Süßgetränke, keine Fruchtsäfte und keinen Alkohol trinken.

7 Ich werde vor jeder Mahlzeit 1 bis 2 Gläser und pro Tag 2 bis 3 Liter Wasser trinken.

8 Ich werde mir vor jedem Essen überlegen, ob ich aus Langeweile esse oder ob ich wirklich Hunger habe. Nach dem Essen werde ich mich fragen, wie ich mich fühle.

9 Ich werde 6 Tage in der Woche den von Squatgirl verschriebenen Sport machen.

10 Ich werde beim Sport das Smartphone auf *lautlos* stellen und es in einen anderen Raum legen.

11 Ich werde jeden Tag ein Foto für Instagram machen und es hochladen.

12 Ich werde jeden Freitagmorgen ein Ganzkörper-Foto von mir vor dem Spiegel machen.

13 Ich werde meinem Körper jeden Tag für seine harte Arbeit danken. Ich werde stolz auf meinen Körper sein und ihn gut behandeln.

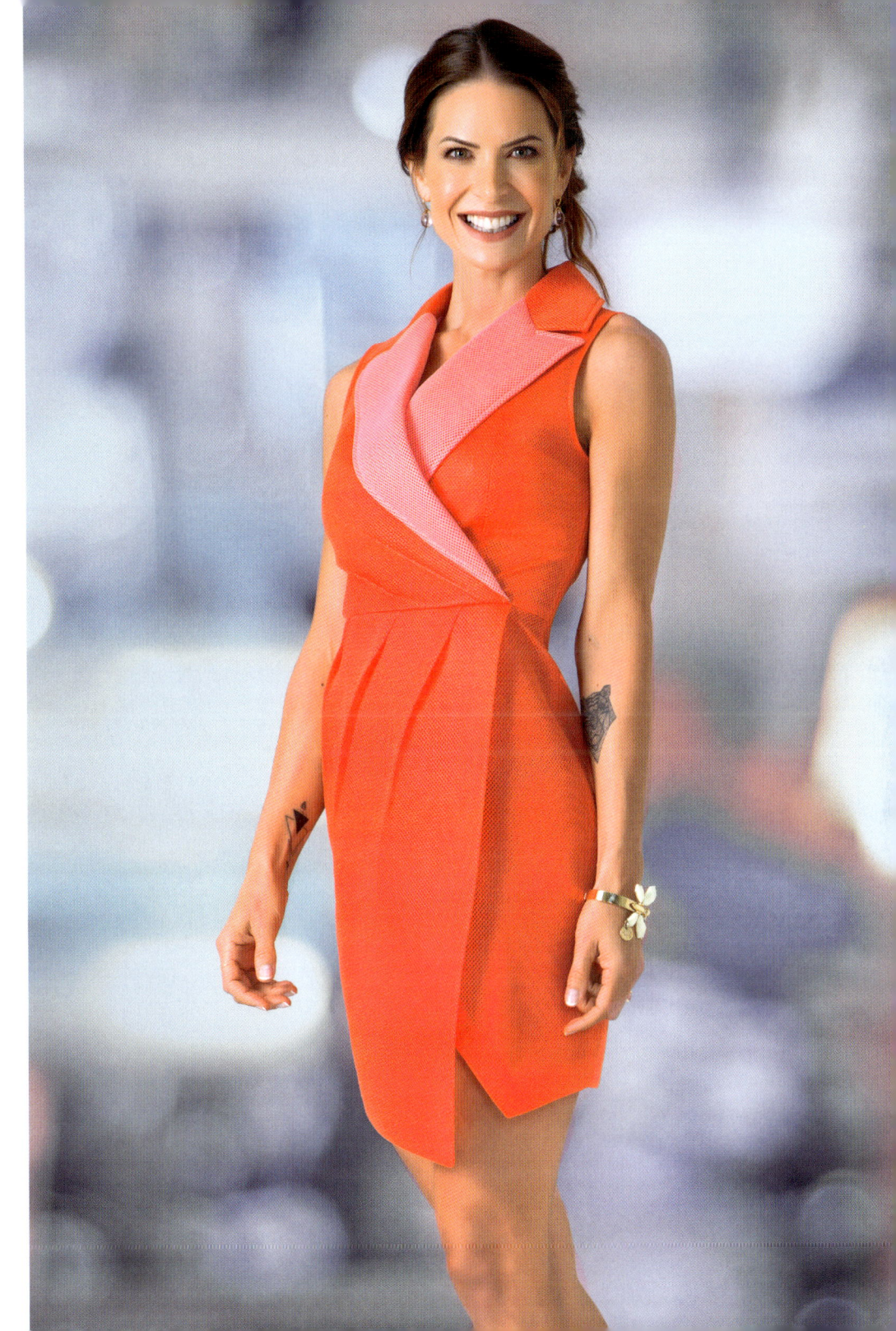

Schritt 17
Jeder Erfolg wird belohnt

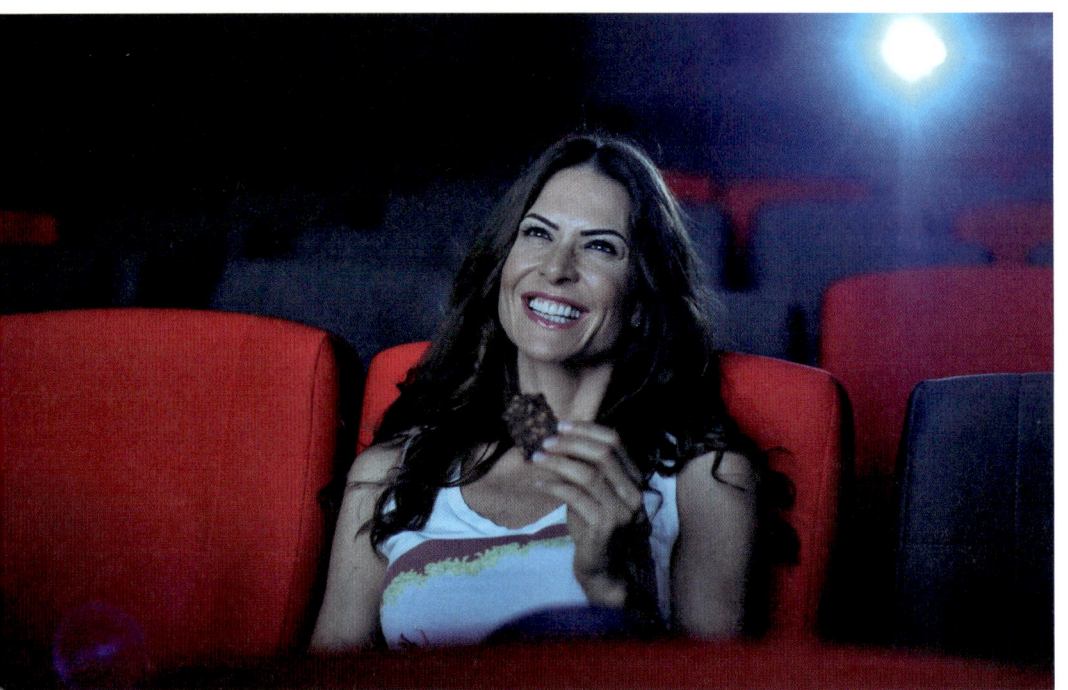

Wenn Sie Ihre 13 Ziele nach einer Woche erreicht haben, ist es an der Zeit, sich zu belohnen! Ihre gesunden Entscheidungen mit ungesunden Lebensmitteln oder Alkohol zu feiern, ist nicht sinnvoll. Hier ist eine Liste an Belohnungen, die Ihre Lebensqualität verbessern: Ein Ausflug, eine Stunde, in der Sie sich verwöhnen lassen, oder die Befreiung von einer lästigen Pflicht. Diese Art von Belohnungen wird Sie Ihrem Ziel näher bringen und Sie für die nächste Woche motivieren.

1 Kaufen Sie sich ein Kochbuch mit gesunden Rezepten.
2 Treffen Sie sich mit einer Freundin auf einen Kaffee, und schalten Sie das Telefon aus.
3 Buchen Sie einen Termin für eine Massage.
4 Kaufen Sie sich eine Bodylotion oder ein Duschgel, das besonders gut riecht.
5 Kaufen Sie sich Blumen oder eine Pflanze für Ihre Wohnung.
6 Leisten Sie sich einen guten Mixer (Küchenmaschine), damit Sie bequem Smoothies und gesunde Eiscreme zubereiten können.
7 Kaufen Sie sich gute Kopfhörer für die nächste Reise im Zug oder im Flugzeug.
8 Gehen Sie in Ihren Lieblings-Sportladen, und kaufen Sie sich eine Yogahose.
9 Lassen Sie sich beraten, welche Turnschuhe am besten für Sie geeignet sind, und testen Sie diese sofort.
10 Buchen Sie eine Lektion mit einem Personal-Trainer.
11 Gehen Sie zum Frisör, und probieren Sie einmal einen neuen Schnitt oder eine neue Frisur aus.
12 Lassen Sie eine Putzfrau kommen, sodass Sie mehr Zeit zum Sport haben.
13 Kaufen Sie sich einen Mini-Shuffle, sodass Sie ohne Telefon im Fitnessstudio Ihre Lieblingsmusik hören können.
14 Laden Sie sich eine Fitness-App herunter, damit Sie sehen, wie weit Sie gelaufen sind und wie viele Kalorien Sie verbrannt haben.
15 Buchen Sie einen Fotografen für professionelle Aufnahmen.
16 Lassen Sie sich eine Tätowierung stechen, die Ihren Neuanfang symbolisiert.
17 Gehen Sie mit Ihrem Partner ins Theater oder ins Kino.
18 Kaufen Sie sich ein neues Parfüm.
19 Buchen Sie einen Termin für Maniküre und Pediküre.
20 Lassen Sie sich die Zähne beim Zahnarzt bleichen.

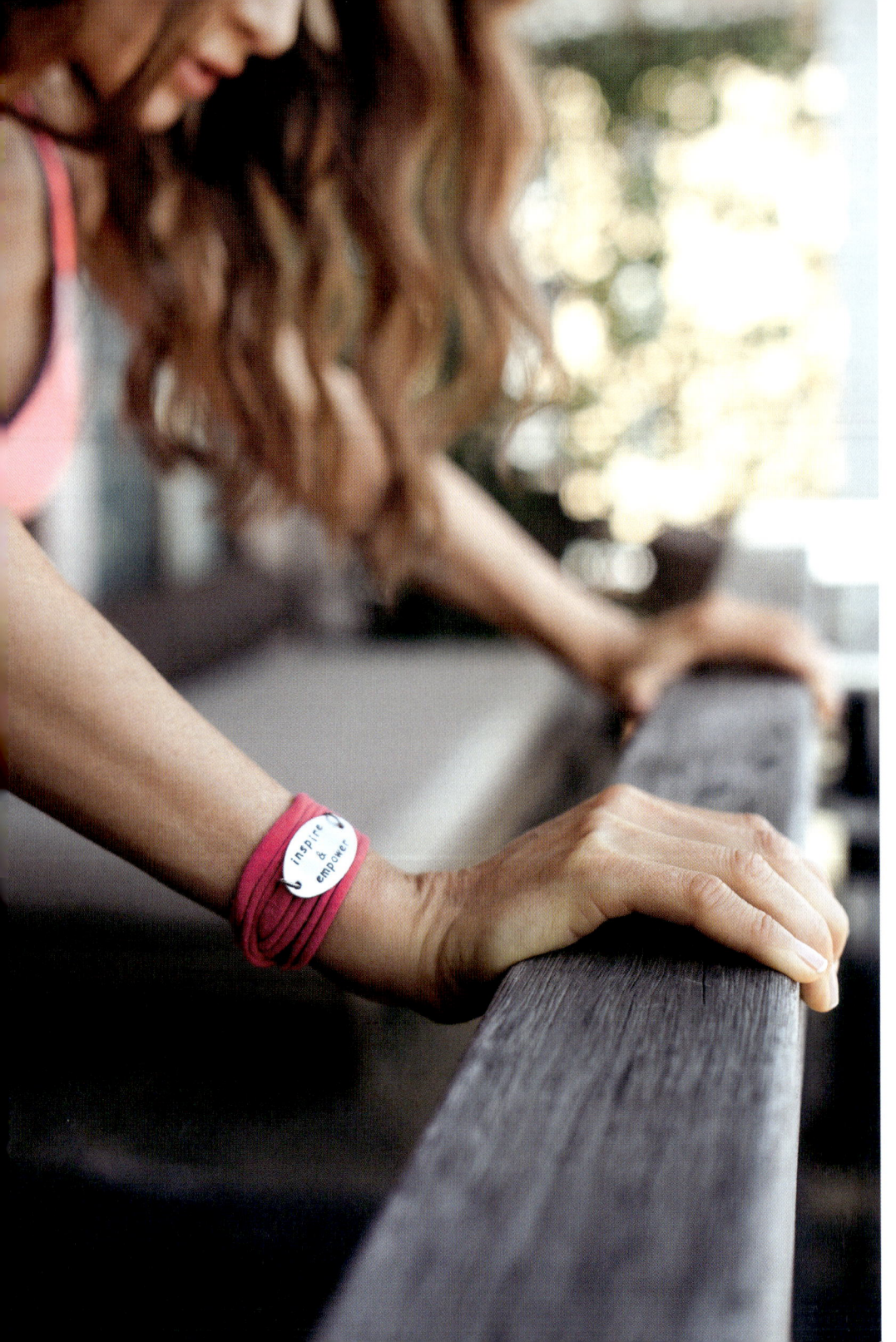

Schritt 18
Der Talisman

Ein Talisman verhilft seinem Träger zu Glück. Tragen Sie für dieses Projekt Tag und Nacht eine Kette oder ein Armband, das Ihnen Kraft verleiht. Wichtig ist, dass Ihnen der Talisman gefällt und dass er Sie während des Sports nicht behindert.

Sie können sich auch selbst einen Talisman machen, indem Sie zum Beispiel eine Perle, die Ihnen vielleicht Ihre Tochter geschenkt hat, einflechten, oder Sie tragen einen Ring, den Sie nicht mehr über den Finger bekommen haben, um den Hals, bis er wieder an den Finger passt.

Viele Untersuchungen belegen, dass ein Talisman
- Ihr Selbstvertrauen stärkt
- Sie Ihre Ziele höher stecken lässt
- Sie im Fall einer *Versuchung* zum Durchhalten motiviert

Ich bin für mein Glück selbst verantwortlich. Deshalb stehe ich am Morgen gut gelaunt auf und freue mich auf meinen neuen Tag.

Schritt 19
Kleidung und Schuhe

Die Bedeutung der richtigen Kleidung

Als ich mit 20 Jahren in das Fitnessstudio der ETH in Zürich ging, trug ich jeweils ein Baumwoll-T-Shirt, eine kurze Hose und ein paar Puma-Turnschuhe, die ich geschenkt bekommen hatte. Ich hatte absolut keine Ahnung, wie wichtig eine korrekte Ausrüstung ist. Erst als ich zum ersten Mal in richtigen Laufschuhen lief, habe ich den Unterschied verstanden: Es fühlte sich an, als ob ich auf Wolken schweben würde!

Beim Trainieren die richtige Ausrüstung zu tragen ist aus drei Gründen unabdingbar:
- Sicherheit
- Leistungssteigerung
- Geruchsminimierung

Achten Sie beim Kauf Ihrer Ausrüstung auf Folgendes:

1 Komfort: Vermeiden Sie grobe Stoffe, die Ihre Haut reizen oder wund scheuern. Wählen Sie Materialien, die sich gut auf Ihrer Haut anfühlen. Schauen Sie auf das Etikett, wie hoch der Prozentsatz an Elasthan ist. Kleider mit niedrigem Lycra-Anteil sitzen gut, ohne Sie einzuengen. Probieren Sie die ausgewählten Stücke vor dem Kauf unbedingt an, denn je nach Marke kann die Kleidergröße unterschiedlich ausfallen.

2 Saugfähigkeit: Wenn Sie beim Sport stark schwitzen, sollten Sie eine Lycra-Mischung mit hoher Saugfähigkeit auf der I laut tragen. Diese Art von Kleidung wärmt im Winter und kühlt im Sommer.

3 Perfekte Form: Vielleicht sind Sie versucht, in Ihrer Lieblings-Jogginghose trainieren zu gehen. Dieser dicke Stoff wird Ihre Bewegungsfreiheit sehr stark einschränken. Wählen Sie eine schwarze Yogahose, die ist klassisch und zeit-los. Dazu kaufen Sie ein oder zwei trendige Stücke, die Ihnen gut gefallen. Es ist wichtig, dass Sie sich in Ihrem Outfit schön und selbstsicher fühlen.

4 Basisstück: Ein guter Sport-Bra gehört zu der Basisausrüstung. Vergessen Sie nicht, ihn nach einer gewissen Zeit zu ersetzen, denn das Material verliert durch häufiges Waschen seine Elastizität und gibt Ihnen dann nicht mehr den nötigen Halt.

5 Schichten-Look: In Ihrem Kleiderschrank sollten Sie für alle Jahreszeiten passende Trainingskleidung haben. Wenn Sie ein T-Shirt oder ein Tanktop haben, das den Schweiß aufsaugen kann, sollten Sie sich für darüber einen Fleecepulli für kalte Tage und eine Windschutzjacke gegen kalten Wind und Regen kaufen.

6 Technologie: Viele Stoffe sind antibakteriell und bekämpfen so den Geruch. Es gibt auch Kleider mit UV-Schutz gegen die Sonne oder lumines-zierende Jacken und Hosen, wenn Sie nach Einbruch der Dunkelheit laufen wollen.

7 Sportart: Sowohl Kleidung als auch Schuhe müssen dem Sport, den Sie machen, angemessen sein. Lassen Sie sich bei der Auswahl der Schuhe nicht vom Design leiten. Wichtig ist es, dass der Schuh auf Ihren Fuß und Ihre Akti-vität zugeschnitten ist. Achten Sie darauf, dass der Schuh sich an den Seiten an Ihren Fuß anschmiegt und dass er nirgends drückt. Da Ihr Fuß während des Trainings ein bisschen anschwellen kann, sollte zwischen dem großen Zeh und dem Schuh ein Zwischenraum bleiben, den Sie während des Trainings ausfül-len können.

Schritt 20
Nahrungsergänzung

Um es gleich vorweg zu sagen: Nahrungsergänzungsmittel: Nein, danke! Ich werde immer wieder gefragt, welche Nahrungsergänzungsmittel ich nehme. Meine Antwort lautet: **keine!**

Koffein: Ich trinke jeden Tag zwei Tassen Filterkaffee mit Milch. Kaffee hat einen schlechten Ruf. Aber wenn Sie es mit der Menge nicht übertreiben, ist Kaffee das beste Nahrungsergänzungsmittel vor Ihrem Training. Koffein gibt Ihnen Energie und verbessert Ihre Leistung, weil es Ihre Wachsamkeit und Konzentration steigert.

Mit anderen Worten: Kaffee trinken wirkt sich positiv auf die Disziplinen aus, bei denen es wie bei Kurzstreckenläufen oder beim Gewichtheben darum geht, in kurzer Zeit hohe Leistungen zu erbringen.

Die beste Zwischenmahlzeit vor dem Sport ist eine Tasse Kaffee und eine Banane.

Proteinpulver: Es gab eine Phase, in der ich an Muskelmasse zulegen wollte und deshalb als Vegetarierin über Nahrungsmittel nicht genug Protein aufnehmen konnte. Bei einem Proteinbedarf von 1,2 bis 1,7 g pro 56 kg Körpergewicht hätte ich pro Tag 17 bis 26 Eier essen müssen, was selbst für eine Omelett-Liebhaberin wie mich zu viel ist. Deshalb trank ich jeden Tag nach dem Training einen Proteinshake, den ich mit Wasser, Eiswürfeln und frischen Früchten zubereitete. Ein einziger Messlöffel lieferte mir 26 g Milchprotein, was ungefähr der Menge Eiweiß entspricht, die der Körper pro Mahlzeit aufnehmen kann.

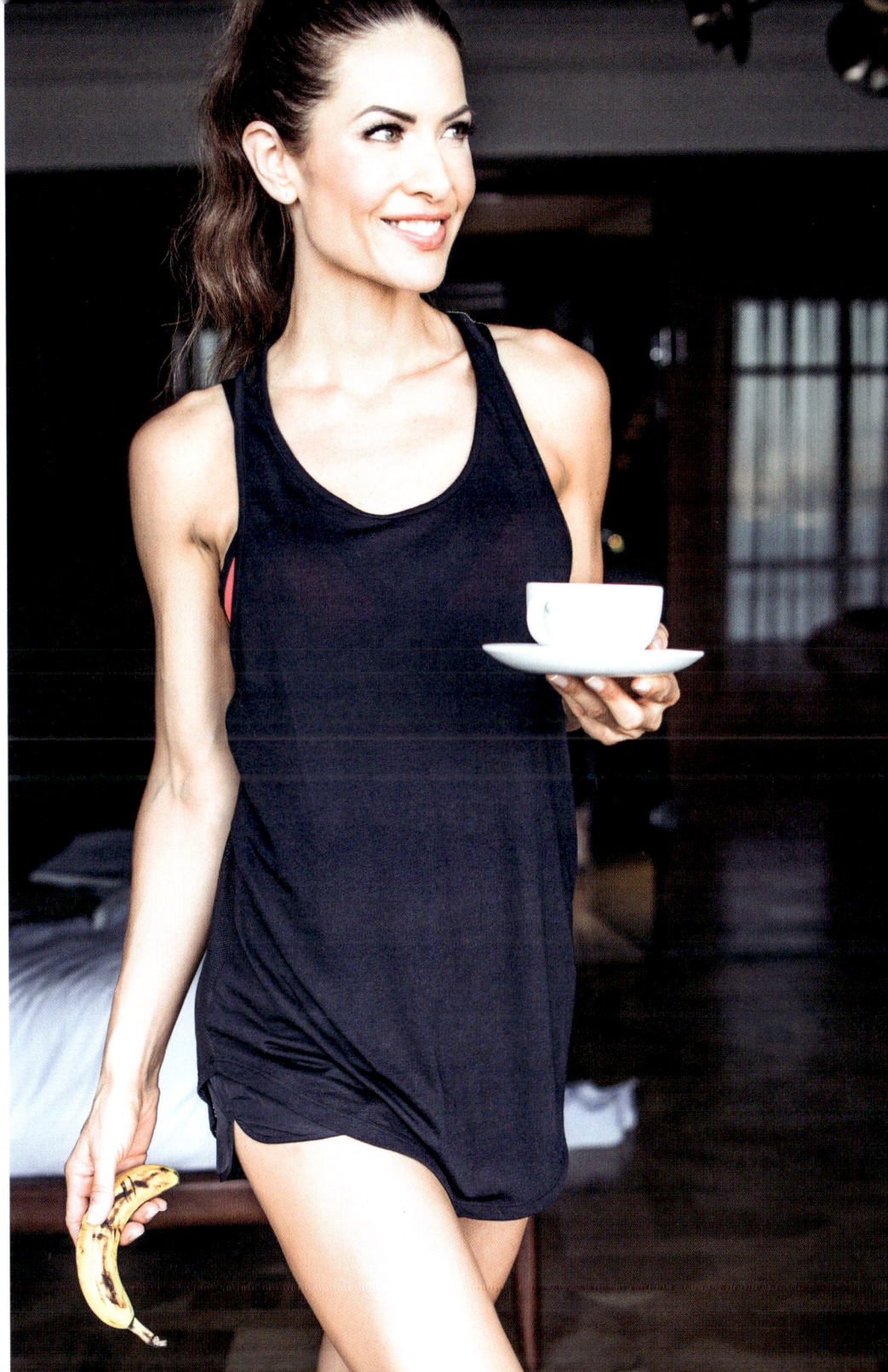

Seit etwa drei Jahren brauche ich Proteinpulver aber nur noch für die Zubereitung von Desserts, da ich mit meiner jetzigen Form ganz glücklich bin und nicht noch mehr Muskeln aufbauen möchte. Ich habe nichts gegen die Einnahme von Proteinpulver, möchte aber auf Folgendes aufmerksam machen: Der große Preisunterschied ist nicht durch die jeweilige Marke bedingt, sondern auf das Herstellungsverfahren und die Produktqualität zurückzuführen. Während Molkenproteinkonzentrat einen Eiweißanteil von etwa 70 bis 80 Prozent aufweist, bietet das teurere Molkenproteinisolat einen Eiweißanteil von 90 Prozent und ist dem Konzentrat bei der Absorptionsgeschwindigkeit überlegen.

Frauen, die Gewicht reduzieren wollen, sollten auf Proteinpulver verzichten, weil es den Insulinspiegel anhebt und so das Ausschleusen von Fettsäuren aus den Fettzellen hemmt.

Aminosäuren: Was ist der Unterschied zwischen Proteinpulver und Aminosäuren? Bei Aminosäuretabletten handelt es sich schlichtweg um gepresstes Proteinpulver. Handelt es sich um ein hochwertiges Produkt, wird das Molkenproteinhydrolisat verwendet, dessen Eiweißgehalt mit Werten von über 95 Prozent angegeben wird. Die Absorption erfolgt sehr schnell, da beim Herstellungsverfahren schon eine Art Vorverdauung stattfindet. Wegen seines bitteren Geschmacks wird Hydrolisat weniger als Proteinpulver, sondern eher in Tablettenform angeboten.

Was ist nun besser? Beide Nahrungsergänzungsmittel bestehen aus denselben Grundsubstanzen und unterscheiden sich hauptsächlich in der Darreichungsform: Während der eine seinen Shake genießt, wirft der andere lieber ein paar Tabletten mit Wasser ein.

No explode (NOX): Als ich nach der Geburt meines Sohnes Noah erstmals mit einem Personal-Trainer zu arbeiten begann, empfahl mir dieser, nach einer gewissen Zeit jeweils vor dem Training NOX zu trinken. Ich vertraute ihm und trank die rote Flüssigkeit. Doch nach der Einnahme hatte ich dieses Ameisengefühl im Körper und fragte ihn, wofür ich NOX eigentlich einnehmen müsse. Er antwortete, NOX würde meine Motivation und Leistung erhöhen. Daraufhin drückte ich ihm die volle Büchse in die Hand und habe es seither nie mehr genommen.

Erstens bin ich total motiviert zu trainieren und zweitens will ich nicht das Gefühl haben, dass ich nur wegen eines Sirups eine super Leistung erbracht habe. Laut Gebrauchsanleitung soll NOX die Venen und Arterien erweitern und so die Blutzufuhr zu den Muskeln erhöhen. Mehr Blut bedeutet mehr

Nährstoffe und Sauerstoff, was wiederum zu einem besseren Pump und schnellerer Regeneration führen soll. Weil Stickoxid aber unser Gefäßsystem beeinflusst, kann es ernsthafte Folgen wie unregelmäßigen Herzschlag, niedrigen Blutdruck, Übelkeit und Kopfschmerzen auslösen. Die Einnahme von NOX kann auch zu Nierenschäden, Muskelkrämpfen und Blähungen führen. Aus den genannten Gründen empfehle ich Ihnen, lieber wieder Kaffee statt NOX zu trinken.

Fettverbrenner: Künstliche Fatburner beinhalten meistens die Wirkstoffe Ephedrin und Synephrine, die zusammen mit den ebenfalls vorhandenen hohen Koffeinwerten zu Herzrasen, Zittern und Schweißausbrüchen führen können. In diesem Zustand verbrennt der Körper tatsächlich mehr Energie als

> Ich höre immer auf meinen Körper.
> Er sagt mir, was er braucht.

sonst, aber wer will schon die gesundheitlichen Risiken für Herz und Kreislauf dafür in Kauf nehmen? Besondere Vorsicht ist auch bei Produkten mit Schilddrüsenhormonen geboten. Eine künstlich erzeugte Schilddrüsenüberfunktion ist nichts anderes, als sich selbst mit Absicht krank zu machen. Zu viel Schilddrüsenhormon führt zu Nervosität, Herzklopfen und Hitzegefühl. Auch hierbei wird mehr Energie als normal verbrannt, doch die Gefahren für die Gesundheit stehen in keinem Verhältnis zum Abnehmeffekt. Zu den natürlichen Fettverbrennern zählen Walnüsse, Ingwer, Avocados, Eier, Lachs, Brokkoli, Naturreis, Spargel, Haferflocken, Chili, Grapefruit und Ananas. Nachgewiesen ist, dass auch kühles Wasser wirklich zur Kalorienverbrennung beiträgt, da der Körper Energie benötigt, um es aufzuwärmen.

Zusammenfassend lässt sich feststellen, dass es keine Pille gibt, die das Fett wegschmilzt. Wer abnehmen will, muss mehr Energie verbrauchen als er aufgenommen hat, und diese negative Energiebilanz lässt sich über richtige Ernährung und Sport regulieren.

Ich bin jetzt fitter ...

... und was jetzt?

Wenn Sie alle 20 Schritte gemacht haben und sich 4 Wochen lang an die Richtlinien gehalten haben, sind sie jetzt fitter als noch vor einem Monat. Dann haben Sie verstanden, dass Sie keine Diät zu machen brauchen und ziemlich viel essen können. Dass es super leckere gesunde Mahlzeiten und Desserts gibt und dass gesund leben nicht eine Strafe ist, sondern dass es sich rundum gut anfühlt.

Wenn Ihre Freunde Sie auf Ihre Veränderung ansprechen, werden Sie Ihnen die gleiche Antwort geben, die ich dann immer gebe: »Ich habe kein Geheimnis. Ich bin fit und voller Energie, weil ich Sport treibe und gesund esse. Punkt.« Und in Klammer: »Ich liebe meinen Lebensstil.«

Ich wünsche mir, dass möglichst viele Menschen die Freude am Sport entdecken, und dazu brauche ich Ihre Hilfe. Senden Sie mir Ihr erstes und letztes Freitagmorgen-Foto auf squatgirl@squatgirl.com.
Schreiben Sie mir, wie viele Wochen dazwischen liegen. Ich werde das Foto auf meinem Instagram Profil (TheSquatgirl) veröffentlichen. Vergessen Sie nicht, mir Ihre Instagram-Adresse zu nennen, sodass Sie mehr Fans bekommen. Ich bin eine Journalistin und Personal-Trainerin, die Leute motivieren kann. Aber Sie sind eine Person, die es geschafft hat. Dank Ihnen werden viele Menschen denken: «Hey, wenn sie in so kurzer Zeit dieses Resultat erreicht hat, dann kann ich das auch!«

Ich wünsche mir, dass wir eine richtige Gemeinschaft werden. Und irgendwann werden wir uns kennenlernen und einander von unseren Erfahrungen berichten und zusammen kochen. Das ist mein Traum. Und ich werde ihn realisieren. Mit Ihnen und dank Ihnen.

Squatgirl

Doris Hofer wanderte im Jahr 2014 in die Türkei aus. Die ehemalige Journalistin und eidgenössische PR-Fachfrau arbeitete ein paar Jahre in der Werbung und entschied sich dann, als Fitness-Bloggerin ihr eigenes Projekt zu gründen. Hofer machte die Ausbildung zur Personal-Trainerin (*American Council on Exercise*) und startete unter dem Namen *Squatgirl* ihren zweisprachigen Blog. Hofer ist Mutter zweier süßer Kinder: Zoe und Noah. Auf ihrem Youtube-Kanal zeigt sie ihren Fans, wie sie trotz all ihren Verpflichtungen fit bleibt. Sie hat für den Tagesanzeiger und Hürriyet als Videobloggerin gearbeitet und gilt in der Türkei unterdessen als Sozialmedien-Phänomen.

Hofer ist für viele junge Frauen ein Vorbild. Ihre Fans lieben ihre offene und herzliche Art, bewundern sie aber auch für ihre Stärke, denn als geschiedene Mutter in der Türkei ist das Leben nicht immer einfach.
Hofer ist regelmäßig in Fernsehprogrammen zu Gast. Es liegt ihr am Herzen zu zeigen, dass es bei einem gesunden Lebensstil nicht um Fettverbrennen und Kalorienzählen geht. Mithilfe ihrer ansteckenden Fröhlichkeit bringt sie sogar Sportmuffel, die sich bisher nie motivieren konnten, dazu, Freude an Bewegung und Haferflocken zu finden.

Doris hat in der Türkei über ihre Applikation eine Gemeinschaft gegründet, mit welcher sie täglich Tausende von Fans motiviert, die sich gegenseitig animieren. Sie hofft, über die Sozialmedien noch viel mehr Menschen zu erreichen und sie zu einem gesünderen Lebensstil zu motivieren.

Blog: www.squatgirl.com
Instagram/Twitter/Facebook: TheSquatgirl

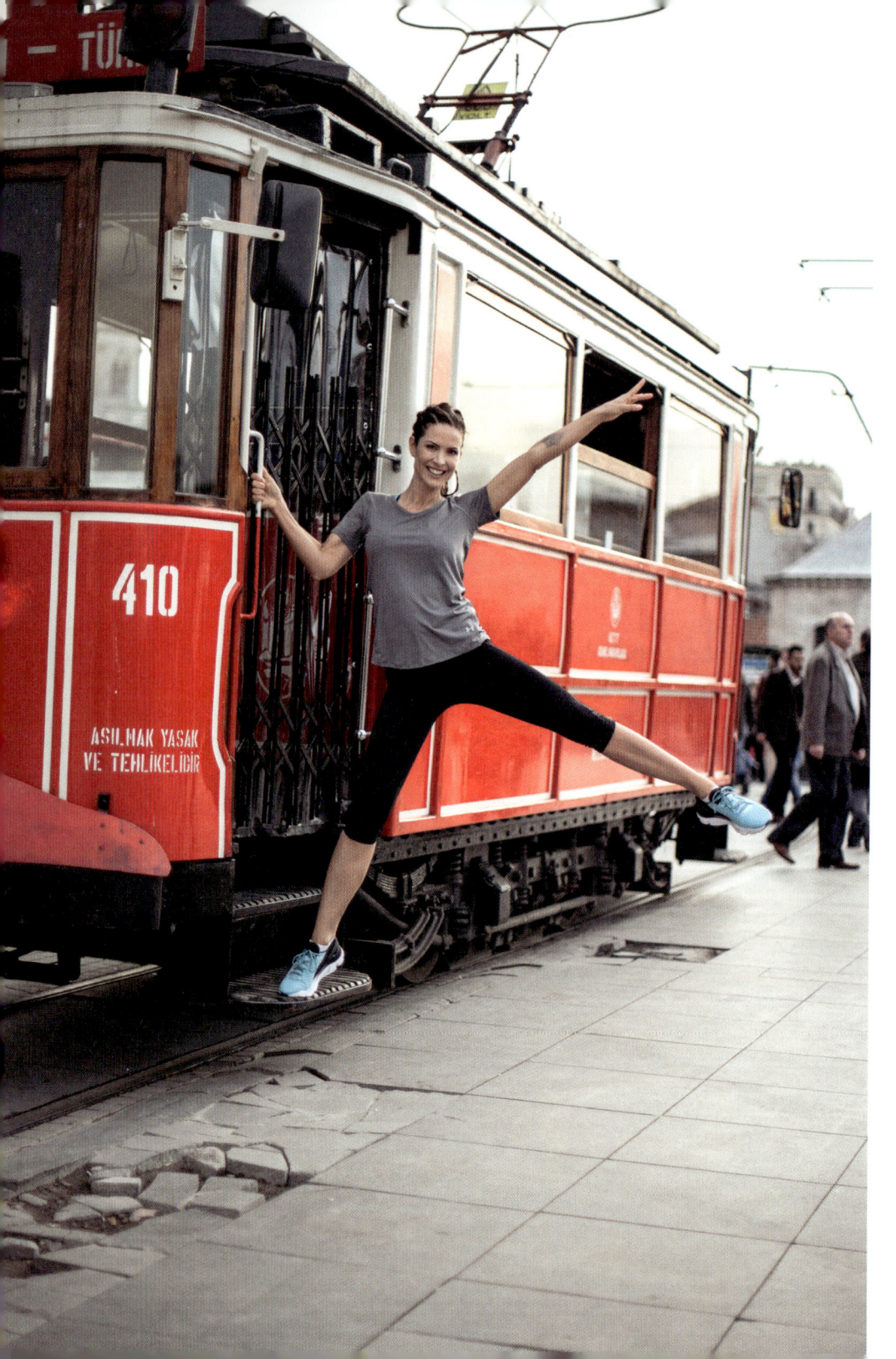

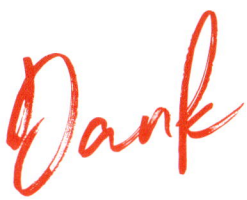

Dank

Ich danke meinem Partner *Kerem Akin*, dem bestaussehenden Mann auf Erden, der mir mit jedem Blick den Atem raubt. Er weiß immer, was zu tun ist. Ich danke meinen zwei goldigen Kindern *Zoe* und *Noah Dagistanli*, die mich zur Mami gemacht haben. Ich danke *Yasmin Akin*, die mich immer über die neuesten Applikationen auf dem Laufenden hält. Ich danke *Mahide Karaorman* dafür, während all unseren Aufnahme-Tagen unseren Hund Sheila zu hüten. Ich danke *Hasan Gümen*, der seit dem Beginn von *Squatgirl* jede Woche mindestens einen Artikel für mich übersetzt, obwohl er null Freizeit hat und keinen Sou dabei verdient. Ich danke meiner besten Freundin *Ulviyya Gasimova*, die mir in den schwierigsten Momenten meines Lebens zur Seite gestanden und mir bei jedem Projekt – egal wie verrückt es war – geholfen hat. Ich danke *Asligül Akin*, die mir immer mit ihrer Kreativität zur Seite steht. Ich danke *Nurhan Artar*, der mich zuweilen schöner ablichtet als ich eigentlich bin. Ich danke *Baris Barut,* den Haarkünstler, der es schafft, Volumen in meine geraden Haare zu bringen. Ich danke *MAC Cosmetics* für das schöne Make-up. Ich danke *Elif Osmanoglu*, mit deren Hilfe meine Gerichte super gestylt aussehen. Ich danke meiner Freundin *Annabella Realini-Bengtsson,* die mir seit meinem 25. Lebensjahr zur Seite steht und mit der ich den tollsten Monat meines Lebens im Dschungel von Ecuador verbracht habe und die die Nährwerte für dieses Buch berechnet hat.

Ein großes Dankeschön geht an meinen ehemaligen Berufskollegen *Bruno Torricelli,* der mich dem Weltbild-Verlagsleiter *Lukas Heim* vorgestellt hat, der trotz randvoller Agenda immer Zeit für mich hatte. Ich danke *Josch Pöllath* für das Lektorat. Vielen herzlichen Dank an *Catherine Avak,* die uns zu jeder Tageszeit Anweisungen gegeben und aus der Ferne unterstützt hat. Ich danke *Daniela Lager,* die mich mit ihrer Herzlichkeit und Professionalität total beeindruckt hat und die mir mit ihren Ratschlägen und Ideen wie eine große Schwester zur Seite stand. Ich danke *Selma Çilek* für die tollen Kleider, die ich ausleihen durfte. Und ich danke Ihnen, liebe Leserin und lieber Leser, für das Vertrauen, das Sie mir entgegenbringen. Ich hoffe, Sie mit meiner App persönlich kennenzulernen und von Ihren Erfahrungen zu hören.

Register

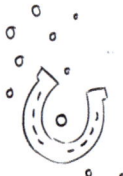

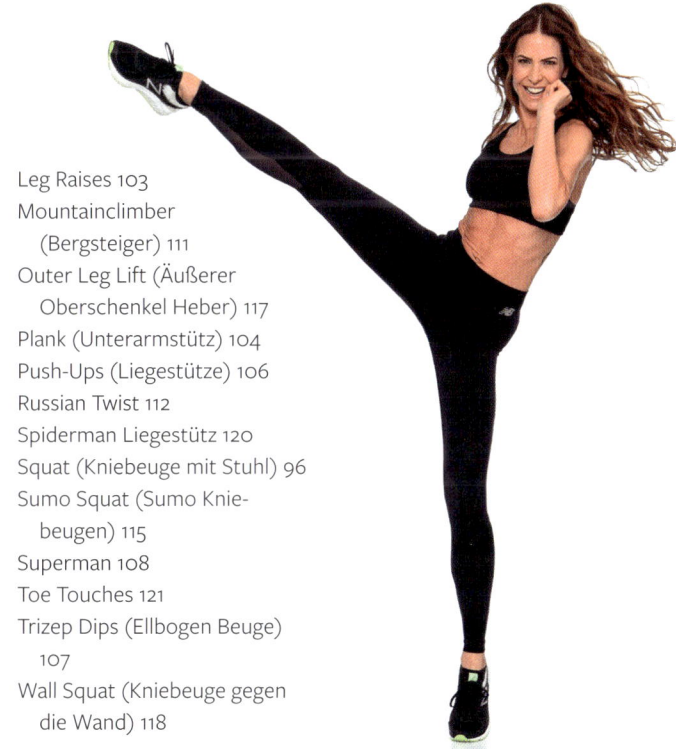

Bildnachweis

Alle Fotos: Nurhan Artar, Erkan Balkan, Baris Acar, Ilker Ergin, Senay Ay, alle Istanbul. Copyright © by Doris Hofer
Beauty: Cenk Aydinlisoy, Pelin Tutgun, Hakan Özdemir, Baris Barut
Foodstyling: Elif Osmanoglu, Istanbul

Wichtiger Hinweis

Das vorliegende Buch ist sorgfältig recherchiert und erarbeitet worden. Die Inhalte basieren auf den Erkenntnissen und Erfahrungen in der Praxis der Autorin. Dennoch erfolgen alle Angaben ohne Gewähr. Weder Autorin noch Verlag können für eventuelle Nachteile oder Schäden, die aus den im Buch gegebenen praktischen Hinweisen resultieren, eine Haftung übernehmen.

Impressum

© Copyright © 2018 Weltbild Verlag GmbH, Schweiz, Industriestraße 78, CH-4609 Olten

ISBN 978-3-03812-736-9

Producing: Josef K. Pöllath M.A., Dachau
Umschlag, Layout und Satz: Catherine Avak, Iphofen
Korrekorat: Susanne Langer M.A., Germering

Besuchen Sie uns im Internet:
www.weltbild.ch   www.weltbild.de   www.weltbild.at
www.squatgirl.com   www.youtube.com/thesquatgirl

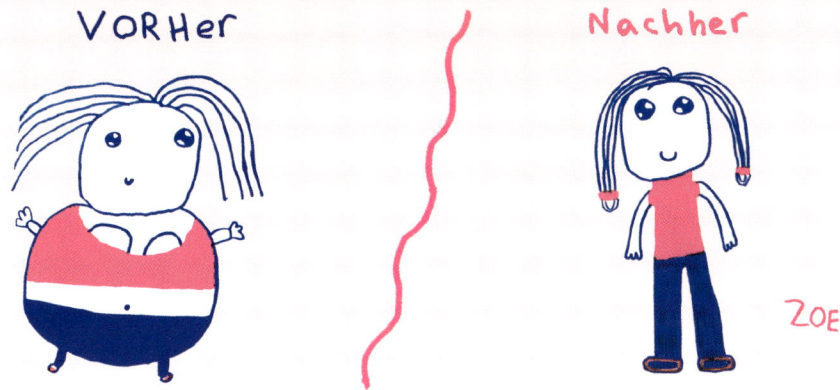

VORHer

Nachher

ZOE

Mein Wochen-Trainingsplan

Sonntag ist Ruhetag – Sie brauchen nichts zu machen!

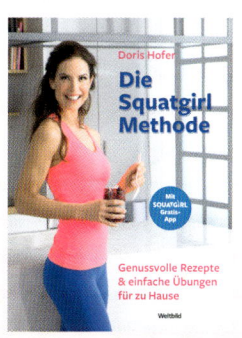

ISBN 978-3-03812-736-9